从书本
到临床

FROM
BOOK
TO
BEDSIDE

从书本
到临床
诊断思维提升

陈罡　孙轶飞　著

胡怡淳　插画

人民卫生出版社
·北 京·

图书在版编目（CIP）数据

从书本到临床：诊断思维提升 / 陈罡，孙轶飞著
. —北京：人民卫生出版社，2022.7
ISBN 978-7-117-33235-4

Ⅰ.①从… Ⅱ.①陈… ②孙… Ⅲ.①医药卫生人员
-人际关系学 Ⅳ.①R192

中国版本图书馆CIP数据核字（2022）第101476号

人卫智网	www.ipmph.com	医学教育、学术、考试、健康， 购书智慧智能综合服务平台
人卫官网	www.pmph.com	人卫官方资讯发布平台

从书本到临床：诊断思维提升
cong Shuben dao Linchuang: Zhenduan Siwei Tisheng

著　　者：陈　罡　孙轶飞
出版发行：人民卫生出版社（中继线 010-59780011）
地　　址：北京市朝阳区潘家园南里 19 号
邮　　编：100021
E - mail：pmph @ pmph.com
购书热线：010-59787592　010-59787584　010-65264830
印　　刷：北京顶佳世纪印刷有限公司
经　　销：新华书店
开　　本：710×1000　1/16　印张：14.5
字　　数：247 千字
版　　次：2022 年 7 月第 1 版
印　　次：2022 年 9 月第 1 次印刷
标准书号：ISBN 978-7-117-33235-4
定　　价：79.00 元

打击盗版举报电话：010-59787491　E-mail：WQ @ pmph.com
质量问题联系电话：010-59787234　E-mail：zhiliang @ pmph.com
数字融合服务电话：4001118166　E-mail：zengzhi @ pmph.com

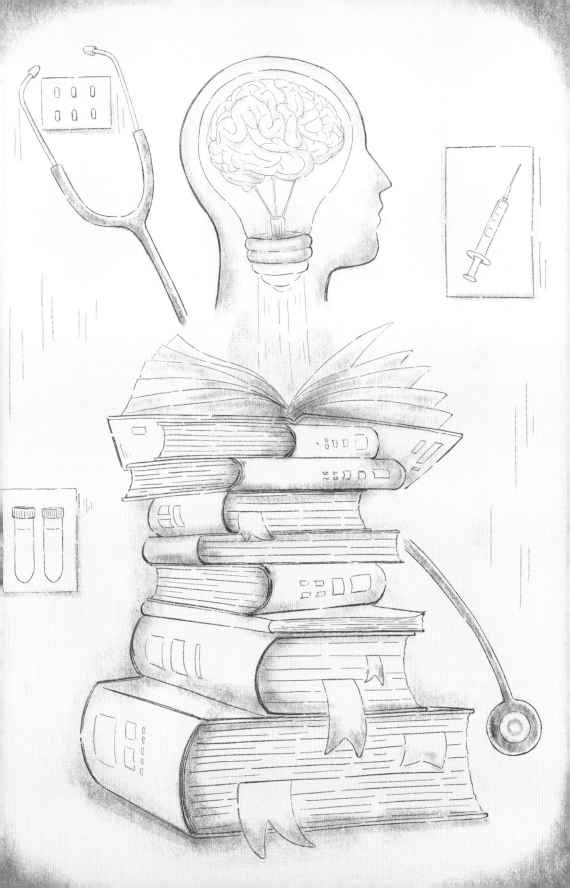

序 一

读了陈罡和孙轶飞完成的书稿，我一时间思绪万千。

陈罡进入北京协和医院已有十余年，从住院医师到总住院医师，再到主治医师，目前为肾脏病专科的副教授。他在协和一路成长，亲身体会了协和的教育理念和实践。在这本书中，我可以感受到协和的临床训练给他留下的扎实印迹。

狠抓临床基本功，鼓励在临床中摸爬滚打，强调把患者看作一个整体，这是协和诊断学教育的精髓。作为肾内科医生，我以肾病为例，在协和的专科中工作，"肾脏"从来不是一个孤立的器官，它和其他组织、其他脏器、其他科室的疾病，都有着千丝万缕的联系。同样地，协和的呼吸科、心内科、消化科……从来都是和内科学系其他科室有机联系在一起的。

由此，从开始临床教学的诊断学即有意识地训练整体思维，在患者的疾病诊断和鉴别诊断中至关重要。

"奥卡姆剃刀"，亦称"一元论"，也是医学诊断学中的重要思维。北京协和医院的疑难重症疾病众多，住院患者往往出现纷繁复杂的临床表现。如何用"一个故事"把患者身上的诸多表现串联在一起，而不是"头痛医头，脚痛医脚"，也是协和医院在诊断思维训练中强调的重点。

现实中，即便在协和医院多学科会诊的背景下，我们遇到疑难病时，仍然不能一眼看透疾病的本质，这或许是疾病本身发展过程使然，或许是医学存在很多未知性所致。由此，密切的随访是临床工作中的另一个要点。这本书中陈罡副教授有一处新鲜的提法，他把时间作为临床诊断中的一个重要变量，提出了"对于疑难疾病的诊断来说，有时候病理不是金标准，随访才是"的观点。

和患者站在一起，花时间把疾病摸清楚，是临床医学的魅力所在。

整体论、一元论、贴合患者的观察以及耐心的随访，在这本书中体现得淋漓尽致。

值得一提的是，这本书绝不是大部头的理论阐述。作者们在对着你讲故事，他们就像在临床上比你高出几届的师兄，把自己在临床上遇到的精彩案例娓娓地说给你听。书中采用对话的形式，于同类书中实属罕见，可以说是创新的尝试，而在创新中继承传统，也是协和诊断学教育一直以来的追求。

我推荐这本书，还有一个重要的原因。本书的另一位作者孙轶飞副教授是外科医生，也是医学教育工作者，有了这位长期从事医学史和医学人文的教育工作者的帮助，这本书中呈现出了医学人文的光环。我们不仅可以从故事中学到临床诊断学知识，还可以了解疾病的历史，在合上书本之际，更会由衷地感叹医生的不简单。

让我们共同阅读这本书，致勇于攀登的医学生们，致不平凡的医生们！

北京协和医院内科学系主任

李雪梅

2022年6月于北京

序 二

这是一本篇幅精炼、内涵丰富的书。书中不仅讨论了具体临床情景下医生的思维与决策，还有不少历史和人文的素材，堪称新颖别致。

现代医学加速向纵深发展，新技术不断应用，专业不断细分，形成了高度技术化和专科化的特点。时至今日，无论是医学研究还是临床教学，多以特定疾病而不是症状或体征作为主要对象。然而，无论医学技术发展到了何种地步，医学的专科化到了何种程度，对于症状和体征的评价都是医生必备的临床基本功。症状是促使患者就医的根本原因，体征是医生诊断疾病的重要依据。对症状和体征的发现、分析和评价，属于经典的诊断学内容，其重要性本是不言而喻的，但却没有得到应有的重视。生物标志物、影像、内镜、大数据等新技术吸引了大多数人的注意力，而医生传统的诊断技能却逐渐受到冷落，原因值得深思。

在实际工作中，这种由疾病主导而不是由症状主导的诊疗模式却未必能满足患者的需要。经常看到不少患者辗转就诊于多个科室，依然得不到合理诊治。原因在于患者多以症状就诊，很多时候并不清楚自己的问题属于哪个专科，而专科医生对于本领域之外的疾病常常所知甚少。例如心肌梗死、气胸、食管痉挛、肋骨骨折和惊恐发作都可能造成胸痛，却分属心内科、呼吸内科、消化内科、胸外科和心理医学科五个专科，若初诊医生不从病史和体征着手进行细致的鉴别，很容易进行不必要的检查，不仅浪费医疗资源，增加患者的负担，甚至可能延误病情，造成严重后果。因此，即使在新技术不断应用于临床的今天，重新强调物理诊断也绝非老生常谈。

正因如此，这本书显得尤其可贵。

作者将重点放在解释症状和体征的鉴别诊断上，同时也兼顾了病理生理学的相关内容，内容清楚易懂，插图生动，文字简洁，有很强的可读性。即使完全没有医学背景的普通读者，浏览本书也能得到一些有益的启示。

高水平的医生没有不重视诊断技能的，而且往往知识结构完整，能够"一专多能"，这也是协和内科住院医师培养的鲜明特色。在新技术日新月异的今天，诊断学正在遭遇前所未有的挑战。回应挑战的最好方法，就是不断强化诊断学的研究，尤其要用新的理论（例如循证医学、叙事医学）和方法（例如人工智能）来丰富诊断学的学科内涵。有理由相信，经过我们的共同努力，诊断学的经典技艺必将焕发出新的生命力，在临床实践和教学中发挥更大的作用。

向各位读者强烈推荐本书。

北京协和医院消化科主任医师　内科学系副主任

吴　东

2022年6月于北京

前　言

当我们走出学校、迈进医院，开始自己的住院医师规范化培训（以下简称规培）生涯时，你可能会思考这样一个问题——规培的意义是什么？

我们在课堂上已经学到了大量的医学知识，特别是诊断学，几乎涵盖了所有的临床学科；我们做了大量的诊断学习题，经历了各种大大小小的考试，阅读过的临床案例数不胜数。这些习题已经引导我们见到了一个又一个患者。在答题的过程中，我们已经建立了关于诊断的基本思路，也认识了众多疾病。

既然做题能有这么好的效果，为什么我们在规培阶段还要到不同的科室中去接触那么多不一样的患者呢？说实在话，我们毕业时，都会选择特定的研究方向，而这在很大程度上已经决定了我们未来所要从事的专业，规培让我们干和自己专业不太相关的事情，会不会是浪费时间呢？

这一切真的有价值吗？

对于这个问题，答案非常明确——有价值，而且价值非常大！我们在习题中见到的病例再多，也不能代替临床实践。

这又是为什么呢？

这样说吧，尽管这些习题来自真实的临床案例，但是它们所能够提供的信息量实在太少了，并且这些信息是经过高度选择的，也就是说，凡是对得出答案有利的信息都被保留了下来，而这些有用的信息最后都能顺利地转化为最终的诊断。

在这种情况下，只要我们在课堂上掌握的知识足够扎实，并不难选出正确答案。甚至可以说，题目已经提供了你所需要的一切信息，正确答案已经呼之欲出，你只要找到一个诊断去涵盖相关信息就可以了。

然而，在临床实践中并不会出现这么理想的场景。我们所遇到的每一个患者都是活生生的人，他们的居住环境、生活习惯、饮食喜好、工作状态各不相同，这些都会对疾病的发生发展产生影响。

特别是一些疑难复杂的病例，在你接诊之前，患者有可能已经辗转于多家医院，经过了多位医生的诊断和治疗。他很可能已经做了几十项检查，也可能经过了手术和其他治疗。在这些庞杂的信息中，有一部分是能指引你作出最终正确诊断的，而另一部分则会对你的诊断过程产生干扰。

换句话说，当你面对习题的时候，有用的信息被高度集中，它们被主动、有条理地摆在你面前，而在临床实践中，医生要有主动发现有效信息的能力。

如何在第一时间对患者的病情进行评估，找到大致的方向之后再深入完善检查，最终得到正确的诊断，这是一个繁杂的过程。只有思路清晰的临床医生才能穿过迷雾。

在临床诊断过程中，把握清晰的思路并不是一件易事。要知道，为你编写教材、临床专业习题的都是医学界的专家。在出题的过程中，他们已经展示了自己清晰的临床思路，并且把无价值的信息通通剔除了。但是我们所面对的患者并不具备医学知识，对于他们提供的信息，我们需要进行有效的鉴别和选择。

可以说，在诊断的过程中，我们在不断做减法，去除那些没有价值的信息。那么问题来了，所谓的"没有价值"指的是什么？

在我看来，"没有价值"仅指对最终诊断没有价值，而在问诊和查体的过程中，这些所谓对诊断没有决定意义的内容，恰恰构成了立体而完整的人。

我们的患者不会按照教科书来得病，也不会按照你所喜好的专业来得病。在一种常见症状的背后，存在不同系统、器官、组织疾病的可能性。它们对应着很多专业领域，只有当我们的视野足够开阔，对医学各个分支的疾病都有所了解时，才有可能排除那些错误的选项，得到正确答案。

规培就为我们提供了了解不同专科的机会，而这对你的整个行医生涯都大有裨益。不妨想想，假设你将来从事外科学工作，你有没有可能遇到急性心肌梗死的患者？当然有可能。在临床工作中，了解非本专业疾病的知识，初步掌握更广泛的医学技能非常重要，而这些能力都需要你在规培阶段慢慢培养。

为了帮助你经历从书本到临床的转变，我们撰写了这本书，在每一篇文章中，我们都会带你认识一个真实的病例，让你身临其境地经历一次临床诊断过程。更重要的是，我们会为你讲解在诊断过程中我们心里的所思所想，告诉你我们是如何排除那些错误诊断的。希望你能在自己的职业生涯中掌握医学诊断的核心，做到清晰、有条理的诊断。

本书的内容体现了 PBL 教学模式，也就是基于问题的学习。这个教学模式的优势在于立足于实践。在每一篇文章中，我们都会为你精心准备一个有血有肉的案例。通过案例，你会产生相应的问题，而我们会一步步引导你从患者的症状出发，逐渐找到病因、明确诊断、深入了解发病机制。

当我们在认识病例的时候，每当需要一些基础知识，就会对它进行复习；每当需要一项临床检查，就会对这项检查的意义进行回顾。可以看出，这样的教学模式有一个突出的特点，那就是强调实用性，并实现对零散知识点的整合。

我们讲解的案例，以及其中的诊治过程，都是你在临床工作中有可能遇到的，所涉及的每个技能点都是对你有用的。

既然要帮你建立基本的诊断思路，我们是不是会全部挑选常见病例进行讲解呢？并不是。在这本书中也会出现一些罕见病例。那么，作为一本讲述相对比较基础的诊断内容的书籍，为什么要讲罕见病例？

在诊断过程中，我们的脑海中会呈现一张树状图，患者每一天的病情变化、每一个检查结果的回报，都为我们提供了一种可能性。最终，这些可能性就形成了复杂的树状图。

对于某个患者来说，沿着这张树状图的根部出发，我们一定会在某个枝条的末梢找到所需要的结果，也就是正确的诊断。对于患者来说，只需要关注结果就可以了，但是对于医生来说，这棵树的每一个枝条都很重要，因为那意味着另一种可能性。

由此看来，我们分析每一位患者的病情时，诊断思路都会呈现树状结构，常见病的树状图结构简单，而罕见病的树状图结构复杂。我们之所以会把一些罕见病作为案例，并不是说你必须掌握这些，而是为了呈现出相对复杂的诊断思路。换句话说，我们通过对罕见病的学习，可以顺藤摸瓜，完成很多常见病的学习。

除了这些罕见病之外，我们还会选取一些各个专业之中可能在短时间内危及患者生命的急症。这样做的原因也很简单，不管你选择任何一个专科作为今后的研究方向，都有可能遇到这些疾病，能够及时识别这些疾病并作出诊断和治疗，就可以挽救患者的生命。

不管你是肾内科医生，还是内分泌科、肝胆外科、肿瘤科医生，都可能在门诊和病房遇到心肌梗死的患者。尽管你不是心内科的医生，但在你的执业生涯里，直接面对急性心肌梗死的可能性始终存在。如果不能对患者作出及时诊治，后果不堪设想。

除此以外，在这本书中，我们还想为你传达循证医学的基本理念。在医学迈入现代化的今天，凭经验获取的知识已经不足以指导我们的临床实践。在临床工作中，我们需要力求自己掌握的知识和治疗理念具有足够的循证依据。

这样的基本理念，究竟是如何产生并且影响我们的工作与学习呢？我们希望能够在这本书中展示给你。换句话说，我们希望能够帮助你理解临床经验和科学理念是如何做到辩证统一的。

最后还要说一点，就算我们的案例讲述得再生动，你在本书中所能了解的病例情况和自己真正的临床实践依然有一定的差距。尽管我们已经尽了最大的努力让这本书变得真实、生动，但你在之前的学习经历中肯定有这样的体会：查房的时候，上级医生对于患者病情的评估，在他的脑海中是一个快速的过程，我们不会读心术，无法了解到上级医生高速运转的大脑中到底想了些什么。

想要了解上级医生的想法，只能通过有价值的提问，让他把自己的诊断思路展示给我们。如果我们跟不上他的节奏，身边又没有一个思路清晰且善于提问的同学，上级医生怎么会主动说出自己的想法呢？

为了解决这个问题，同时也为了让临床场景更加接近真实，我们在书中设计了"老师"和"学生"两个人物，你可以把"学生"想象成自己，"学生"会向"老师"提出你想要提出的问题，而"老师"负责解答。

在这本书中，我们也适当加入了医学人文的相关内容，毕竟，医学从来都是温情脉脉的学问，它的过去、现在和将来，都不应该是冷冰冰的。

陈罡　孙轶飞

2022年5月

目　录

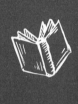

● 胸闷

这天下午，你在病房书写病历。护士突然走过来告诉你，12 床的家属觉得胸闷。他本来想去门诊挂号看一下，但是想到既然在医院的病房，不妨问问医生能不能帮他看一下。

你来到了病房，询问这位陪床家属具体是如何不舒服。这位姓张的陪床家属表示自己最近一段时间时不时就会胸闷一会儿，尤其是活动后，通常持续几分钟就没事了，所以并没有引起他的重视。这一次比较特殊，半个小时还没恢复，又正好在医院里，就顺便问一问。

老师 这时候你应该如何处理？

学生 作为医生，应该严格遵守医疗制度，这种咨询不符合医院的管理制度，应该让患者家属到门诊挂号进行医疗咨询。这样做看似不近人情，但事实上却是对医疗安全的保障。

老师 好的，这倒也是一种态度。这个问题我们一会儿再讨论。现在我们假设这位张先生已经挂了号，而你恰好又是门诊的接诊医生，你应该如何处理呢？

学生 我的处理思路是这样的：首先，进行病史采集，围绕患者的主诉进行问诊；其次，根据问诊获得的资料分析患者的病情，并根据具体情况完善相关检查；再次，在诊断明确的情况下，制订相应的治疗方案；最后，对整个诊疗过程进行完整的记录，完成病历书写工作。

老师 回答得很好。我们来说说你在这两种情况下作出的不同选择。通常来说，你作出的两个选择都是无可厚非的。

首先，医疗制度的存在就是为了规范医疗行为、保障医疗安全。在没有挂号、不合乎正规就诊流程的情况下发生的医疗行为，不但容易出现医疗纠纷，更重要的是，很容易缺少相应的病历记录，这也是对患者的不负责任。

其次，病史采集和病历书写是临床医生的两项基本功，对于明确诊断来说是不可或缺的组成部分。你能够想到按照这个流程获取病历资料，思路清晰明确，是很好的。

严格地遵循诊疗流程是非常有必要的，但是我们要从更根本的层面去理解这些制度，之所以这么做，其实就是为了最大程度地保护患者的利益。因此，在制度和患者利益发生冲突的时候，我们首先应该站在患者利益的角度考虑。

不得不说，临床医学的奇妙之处就在于，我们在很多情况下要进行一些课本上未曾描述的抉择。掌握解决现实问题的能力，这才正是从理论到实践的意义，作为上级医生，我希望能够帮助你把课本上不够生动的知识变成能够在实际临床活动中运用的能力。

针对现在的情况，这位张先生值得我们打破常规。现在要做的是在最短的时间内为他进行心电图检查，现在、立刻、马上！不管是挂号制度也好、询问病史也好、病历书写也好，都要在完成心电图检查之后进行。

学生　这是为什么呢？

老师　马上去查心电图，然后我再和你解释这个问题。

临床情境二

体格检查：BP 136/74mmHg，SpO_2 95%，HR 82 次 /min。患者神志清楚，双肺听诊音清，心律齐，各瓣膜区未闻及明显杂音，腹软，无压痛，双下肢无明显凹陷性水肿。心电图提示这位"胸闷"的患者Ⅱ、Ⅲ、aVF导联 ST 段压低，考虑为急性下壁心肌梗死。于是老师立刻联系社工，协助患者建立档案，联系心内科医生准备进行冠状动脉造影，并根据病情决定是否放置支架。

在心内科医生尚未赶到的时候，老师先让患者平卧、吸氧，予以心电监护，建立静脉通路，并嚼服阿司匹林 300mg，舌下含服硝酸甘油。患者医疗档案建立后，迅速抽取心肌酶送检。

学生　果然是非常危险的急症，需要紧急处理。怪不得要打破常规尽快完成心电图检查。但你是如何考虑的呢？

老师　其实，作出这样的抉择并不难。对于胸痛患者来说，打破常规才是常规。因为在"胸痛"这个症状的背后，有一系列可能危及患者生命的疾病，其中就包括急性冠状动脉综合征（ACS）。作为首诊医生，在接诊胸痛患者的时候，首先要区分引发患者胸痛的到底是 ACS，还是其他疾病。

学生　老师，这也正是我的疑惑，引起胸痛的疾病有很多种，你又是如何初步判断出这位张先生有可能是 ACS 呢？

老师　虽然我们没有进行正式的问诊，但是这位张先生已经给我们提供了很多有价值的信息。在医学诊断的训练中，较为年轻的医生往往通过线索慢慢拼凑和形成可能的诊断，而随着经验的增长，更多的医生会形成模式识别的诊断思维，有时可以从几句简单的描述就推导出最可能的诊断。我们都知道，典型心绞痛的特点是发作性，往往在需氧量增加的状态下出现，多数表现为胸部压榨性疼痛，疼痛主要位于胸骨后，可以放射到心前区、上肢或者下颌、咽喉部。在模式识别的思维中，我重点关注到"发作性"和"需氧量增加"这两个特点，而刚才这位张先生说他近期活动后时不时地胸闷，所以我第一个想到的就是心绞痛。

那么，现在请你回答一下，普通的心绞痛和 ACS 应该如何区分呢？

学生 总体来说，ACS 导致的胸痛远甚于平常，如在静息时发生，持续时间超过 20 分钟，或者出现明显限制身体活动的新发心绞痛，或者心绞痛比从前发作得更频繁、更持久或在活动量更低时发生。

老师 很好。从诊断出发，我们刚才做了两件非常重要的事情，一件事是通过心电图发现患者存在明显的 ST 段压低；另一件事是抽取心肌酶。这对患者 ACS 的后续鉴别诊断有什么重要意义吗？

学生 ACS 包括三种类型，即不稳定型心绞痛（UA）、非 ST 段抬高型心肌梗死（NSTEMI）和急性 ST 段抬高型心肌梗死（STEMI）。STEMI 和前两者可以通过心电图区分，UA 和 NSTEMI 的主要区别在于缺血是否严重到足以引起心肌损伤，从而释放出可检出的心肌损伤标志物，如肌钙蛋白。

老师 回答得很好，但需要注意的是，心肌损伤标志物并不是在心肌缺血的早期就会显著升高，第一次检测结果回报阴性也不能否定 NSTEMI 的存在。好了，相信你在学习内科学的时候，一定在课堂上听老师说过，心肌梗死的患者如果没有得到及时治疗，可能在几小时内出现生命危险，所以我们应该首先排除这些特别凶险的疾病，在此基础上，就算是有其他疾病存在，我们也能从容地按照诊疗流程进行诊断和治疗了。

其实不仅是面对胸痛患者，在很多情况下，我们在对患者的疾病进行排除的时候，都要掌握这样的原则。首先排除最凶险的情况，其余的事情才能徐徐图之。

学生 我懂了，其实在让患者检查心电图之前，你就已经对他的病情有了初步的判断吧？在请心内科会诊的同时，我看到你已经开始了药物治疗，这些步骤都是非常重要的吗？

老师 对于这位张先生，确实是这样，因为他的症状比较典型，我们通过模式识别的方式，对于 ACS 已经有了较强的倾向性。但是请千万记住，课本上描述的症状都是"典型症状",临床中实际见到的患者则各有各的特点,没有几个人会按照课本的描述去得病。所以,在面对任何一个胸痛患者的时候,都不要放松警惕。

对于心脏病患者而言,"时间就是心肌"。我们刚才所进行的初步处理就是在和时间赛跑。ACS 发生时,抗血栓治疗非常重要。抗血栓治疗包括抗血小板治疗和抗凝治疗,如果没有绝对禁忌证,所有 NSTEMI 的 ACS 患者都应该考虑使用阿司匹林或血小板 P2Y12 受体阻滞剂进行抗血小板治疗。在心内科会诊后,患者后续大概率还需要抗凝治疗。硝酸甘油具有扩张冠状动脉的作用,有助于缓解缺血性心绞痛,而舌下含服的给药方式有助于药物尽快进入血液循环。在此后的治疗中,在心内科医生的指导下,我们还会给予患者 β 受体阻滞剂和他汀类药物。

我们刚才见到的是比较典型的 ACS 患者,现在我举一个例子让你分析一下。

· · · · · · · · · · · · · · ·

临床情境三

· · · · · · · · · · · · · · ·

一位女性患者,67 岁,门诊诊断为胆囊炎,计划入院手术。术前完善检查,心电图未见明显异常。入院当日下午患者诉左下腹痛,为钝痛。值班医生触诊发现左下腹包块,询问病史得知患者 4 天未排便。值班医生给予甘油保留灌肠后患者排出大量粪便,腹痛缓解,触诊左下腹包块消失。

老师 对于这位患者,你是如何考虑的?

学生 这很明确啊，就是便秘呗。这和心肌梗死有什么关系呢？

老师 那你接着往下听。

临床情境四

刚才那位腹痛的女性患者，在住院第 2 天夜间再次出现腹痛，位置、性质都与住院第 1 天相同。此时正是你值夜班，详细询问病史得知，患者在今天，也就是住院第 2 天的中午又出现了腹痛，位置、性质与昨天相同，疼痛持续几分钟后自行缓解。这种情况并未引起患者和陪床家属的重视，他们没有和医护人员提及。夜间再次出现腹痛，位置、性质与之前相同，因为该症状反复出现，所以才向你咨询。

老师 面对这样的情况，你又应该如何分析？

学生 这位患者已经接受过心电图检查，未提示异常，所以我觉得可以排除心脏疾病的可能性。我认为应该从消化系统和泌尿系统疾病两方面考虑。在医学的诊断思路中，我们非常推崇一元论，也就是说，如果一个或多个医学现象能够用一种疾病过程来解释，那么就不要考虑别的原因。但我总觉得你举的例子没那么简单。

老师 有这样的疑惑很正常。在你的医学生涯里，一定要经过许多考试。在这些考试中，题目总是会给你足够的信息提示，帮你建立清晰的诊断思路。但是在临床实践中完全不是这样，无数混杂的信息会对你进行持续干扰。在临床实践中，你一定不要奢望会有患者像考官一样，为你把有价值的诊断信息梳理出来，你应该有开阔的诊断视野，想到一切可能。

回到我们眼前的这个例子，患者反复出现腹痛，位置、性质和持续时间都符合不典型心绞痛发作。那么在她第一次腹痛发作的时候，是不是存在便秘掩盖了心绞痛发作的可能性呢？这一次的腹痛，会不会是又一次心绞痛发作呢？

所以，我们要做的事情，还是在第一时间进行心电图检查。

学生 那么，这位患者心电图检查结果如何？

老师 我也希望是我多虑，但是在这个案例中，这位患者的心电图提示急性下壁心肌梗死。现实中的情况总是不能尽如人意，然而理性的思维、缜密的分析，却能够带给我们一丝安全。一元论的确应该作为医学诊断的首选模式，但如果患者的临床表现超出一元论能够解释的范围，还是需要寻找其他潜在的原因。

学生 老师，我学习到了。

临床情境五

在心内科医生接诊了张先生之后，你和老师回到办公室。现在你们终于
有时间详细讨论一下和心肌梗死相关的知识了。

学生 老师，当初学习解剖学的时候，我学到了"冠状位""矢状位"的概念，但是"冠状动脉"并不是某一条处在冠状位的血管，为什么会用这个名字呢？

老师 这个问题问得很好，冠状动脉包绕着心脏。如果你把心脏上下颠倒过来，再看冠状动脉的形状，是不是很像一朵花的花冠，也像是一顶帽子。这就是冠

状动脉名称的由来。

冠状动脉是给心脏供血的血管，一旦冠状动脉的供血能力出了问题，自然会表现出相应的症状。

学生 那么，哪些因素会影响冠状动脉的供血能力呢？

老师 ACS 多数是由于动脉粥样硬化斑块表面的保护层完整性丧失导致的。粥样硬化斑块的保护层完好时，这个斑块是稳定的，但如果斑块破裂，血液与斑块内部成分接触，会促使腔内血栓形成。对大多数患者而言，斑块破裂是 ACS 血栓的主要原因。在动脉粥样硬化斑块没有出现破裂的情况下，ACS 可能由冠状动脉夹层、冠状动脉痉挛和冠状动脉微血管功能障碍引起。这些因素都会影响冠状动脉的血供。

如此一来，我们就清楚了，冠状动脉是给心脏供血的血管，冠状动脉出现粥样硬化，自然会影响心肌供血，导致心肌缺血性疾病，这就是冠状动脉粥样硬化性心脏病，简称冠心病。

知道了疾病的名字从何而来，我们也就知道了该病的发病机制。从发病机制开始，我们就明白了冠心病为什么会引发一系列症状。

通过对冠心病的了解，我们很容易知道，想要对一种或者一类疾病进行深入了解，一定要从发病机制出发，从机制理解症状，这样才能真正掌握关于这种疾病的知识，了解这些症状千变万化的原因。

每多掌握一种疾病，在面对患者的时候，我们的心里就多了一分底气，因为在关于疾病的诸多可能性之中，我们每多掌握一些，就多了一分作出正确诊断的机会。

重点整理

胸痛症状的背后，有一系列可能危及患者生命的疾病，其中就包括急性冠状动脉综合征（ACS）。作为首诊医生，在接诊胸痛患者的时候，首先要区分引发患者胸痛的到底是 ACS，还是其他疾病。

ACS 和心绞痛的鉴别要点：ACS 导致的胸痛远甚于平常，如在静息时发生，持续时间超过 20 分钟，或者出现明显限制身体活动的新发心绞痛，或者心绞痛比从前发作得更频繁、更持久或在活动量更低时发生。

ACS 包括三种类型，即不稳定型心绞痛（UA）、非 ST 段抬高型心肌梗死（NSTEMI）和急性 ST 段抬高型心肌梗死（STEMI）。STEMI 和前两者可以通过心电图区分，UA 和 NSTEMI 的主要区别在于缺血是否严重到足以引起心肌损伤。

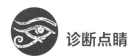 **诊断点睛**

严格地遵循诊疗流程是非常有必要的，但是我们要从更根本的层面去理解这些制度，之所以这么做，其实就是为了最大程度地保护患者的利益。

对于心脏病患者而言，"时间就是心肌"。

一元论应该作为医学诊断的首选模式，但如果患者的临床表现超出一元论能够解释的范围，还是需要寻找其他潜在的原因。

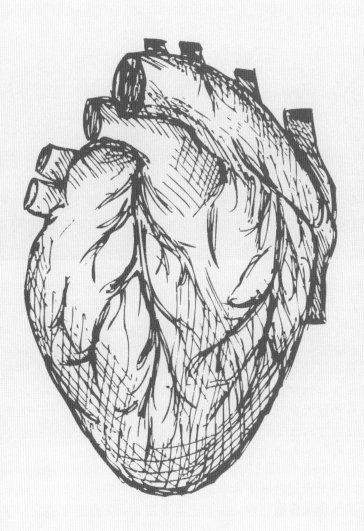

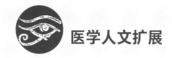 医学人文扩展

心脏导管技术的早期尝试

19世纪中期，麻醉技术和无菌技术登上了历史舞台，成为外科学的两大基石。在这两项技术的支持下，外科医生把丰富的想象力和精湛的手术技术结合到一起。在短短的几十年时间里，外科学的成就已经超过了之前几千年的经验。但在这样的形势下，依然有一个领域是外科医生的禁忌，那就是心脏。毕竟我们都熟悉那个比喻：给不停跳动的心脏做手术，就像是给没熄火的汽车修理引擎。

19世纪末，外科医生对心脏手术的所有尝试均告失败。毕竟大刀阔斧地打开胸腔危险实在太大。但通向心脏的路并不止一条，如用导管穿过血管同样可以到达心脏。

早在18世纪，已经有一位英国牧师斯蒂芬·黑尔斯（1677—1761）进行了动物实验，并在动物的血管中置入导管，从而测量动物的血压。他因此成为第一个测量血压的人。但是在18世纪，科学界还没有认识到他所进行研究的重大意义。

在外科技术突飞猛进的19世纪，生理学的发展同样十分迅速。法国生理学家克劳德·伯纳德（1813—1878）成功地在动物的血管内置入导管。在伯纳德的基础上，其他研究人员用马作为实验动物测量了血压、氧分压和二氧化碳分压。毫无疑问，置管是研究心脏的一个正确方法，但是动物实验和人体实验之间存在着遥远的距离。

首先跨越这个鸿沟的是德国医生维尔纳·福斯曼（1904—1979）。福斯曼出生于1904年，在20世纪20年代就读于柏林大学医学专业。在求学期间福斯曼曾经看到一幅画，展现了马的血管被置入了导管。这使

福斯曼联想到导管技术也有可能应用在人体。

但这种技术从未有人尝试，风险极大，福斯曼无法得到其他人的支持，于是只能在自己身上做实验，而能够进行实验的也只有福斯曼本人了。福斯曼切开了自己的上肢静脉，置入了一根长约65厘米的导管，并在X线的引导下将导管置入了心脏。之后，他还在自己身上多次重复了这项实验，均非常成功。

1929年，福斯曼发表了关于心脏置管的论文，立刻在学术界引起了轰动。之后福斯曼继续进行研究，通过对不同实验动物、不同显影剂进行尝试后，最终选择将碘化钠注入狗的血管并拍摄了X线片。只要将这些X线片按照时间顺序排好，便能显示出狗心脏的收缩状态。在此之后，福斯曼又将这项实验在自己身上进行了重复。他分别从颈部和下肢的静脉置入导管，并在自己的心脏注入碘化钠，试图通过这样的方式进行心脏造影。

必须承认，福斯曼是心脏造影领域的先驱。但是在第二次世界大战期间，他在德军担任军医，以致在战后他只能当一名默默无闻的乡村医生，他关于心脏导管的成果迟迟没能得到学术界的承认。

在福斯曼之后，另外两位生理学家继续在心脏导管方面进行研究，一位是法裔美国医生和生理学家安德烈·弗雷德里克·考南德（1895—1988），另一位是美国医生和生理学家迪金森·伍德拉夫·理查兹（1895—1973）。正是在他俩的努力之下，心脏导管技术得到了完善，并且使福斯曼的成果被大家认可。

在这三位生理学家的共同努力之下，心脏导管技术终于得到了医学界的承认。1956年，福斯曼、考南德和理查兹共同获得了诺贝尔医学或生理学奖。在获奖感言中福斯曼说道："最早通过动物实验进行心脏导管插管的荣誉，应该归功于黑尔斯牧师。"

乏力、恶心、呕吐

· · · · · · · · · · · ·

临床情境一

· · · · · · · · · · · ·

当你在肾内科轮转的时候，遇到了很多血液透析的患者，他们每隔几天就会出现在你的面前，所以你和他们之中的很多人逐渐熟悉起来。这一天，当你结束了一天的工作，拖着疲惫的身体准备回家的时候，张先生突然来到了病房。

一瞬间，你的脑海里闪现出张先生的病情：51 岁，既往 2 型糖尿病，糖尿病肾病，终末期肾病，已经开始进行血液透析治疗。张先生说："最近两天我觉得浑身没劲，而且时不时就感到恶心、想吐，这肯定是胃肠不好，因为咱俩熟，所以想找你介绍一位治胃病水平高的医生。"

老师　你会给他介绍一位优秀的消化内科医生吗？

学生　老师，我觉得首先要对张先生的病情进行分析，恶心、呕吐是典型的消化系统疾病的症状，而呕吐会导致低钾，低钾会导致乏力。我认为应该更加详细地询问病情，张先生刚才提到"想吐"，我应该问他仅仅是"想吐"，还是确实出现了呕吐，以及呕吐的量多不多。如果确实存在大量呕吐，那么张先生的情况符合低钾血症，交给消化内科医生去进一步明确诊断进而探明导致呕吐的病因，我认为这样的处理是合适的。

老师　关于低钾血症，你的思路已经很清晰明了了，能从症状出发去思考导致症状的真正原因，这是很好的。但是我们要时刻考虑到，治病可不是"头痛医头，脚痛医脚"，不同的疾病会导致相同或类似的症状，因此我们应该尽可能打开思路，考虑不同疾病所能导致的相同症状。事实上，这也是医生需要在诊断上不断精进的重要意义之一。在迈入临床的阶段，每多深入学习一种疾病，诊断的思路就会完善一些，这样才能尽量避免漏诊和误诊的发生。

现在回到张先生的具体情况。假设张先生一直身体健康，那么从乏力、恶心、呕吐这几个症状出发，我们应该想到很多可能性，除了你提到的消化系统疾病，还有诸如颅脑病变、迷走神经张力增高、生理反射、平滑肌痉挛、电解质紊乱等情况。在详细问诊之后，我们会有更明确的诊断指向。

此外，张先生的情况比较特殊，他是终末期肾病患者，因此，我们进一步的推导需要基于终末期肾病的背景。在这个阶段，患者肾脏的滤过能力明显下降，往往还合并尿量减少，此时体内毒素清除能力显著不足，电解质和酸碱平衡也往往失调。对待这类患者，应该高度警惕内环境稳态失衡。

现在我们知道，直接把张先生推给消化内科医生显然不合适，那么你应该做些什么呢？

学生 首先，测量血压、心率、脉搏，了解患者的生命体征；其次，急查血气分析、电解质、心电图、血常规；最后，如果患者不适感明显，在必要时给予其对症处理。

老师 很好。血气分析的结果通常回报迅速，能够快速了解患者体内电解质和酸碱平衡情况，血气分析中电解质的情况可以作为后续治疗的验证。当患者出现电解质严重失衡，尤其是血钾变动时，可能出现心电图改变。从处理上看，显然你已经理解了刚才我说的内容，正在尝试排查患者的内环境紊乱。我们先这么做，看看接下来会发生什么。

· · · · · · · · · · · · · ·

临床情境二

· · · · · · · · · · · · · ·

你完成了针对张先生的基本处置流程，包括病史采集、完善检查、对症处理。现在你对张先生的病情了解得更多了。

体格检查显示：T 36.7℃，P 110 次 /min，R 30 次 /min，BP 120/80mmHg，皮肤、舌面不干，双肺听诊和腹部查体未见明显异常。

在你查体的同时，护士已经为患者连接了心电监测仪，提示异常心电图迹象。于是你立刻推来心电图机，急查心电图显示：P 波消失，QRS 波增宽伴幅度下降，T 波高尖。这些信息让你对张先生的病情判断有了初步方向，于是你立即联系检验科，获得了张先生的血气分析结果：pH 7.31，PO_2 84mmHg，PCO_2 30mmHg，HCO_3^- 18mmol/L，K^+ 7.4mmol/L，Glu 8.4mmol/L。

老师　现在你对张先生的病情是如何判断的？

学生　高钾血症，绝对的急症！血钾水平关乎患者的生命，低血钾和高血钾同样有可能带来生命危险。

老师　是的，对于高血钾，我们需要快速处理，我告诉你一个高钾血症的处理法则，叫作"高钾女孩 ABCD"。

G：glucose，葡萄糖。

I：insulin，胰岛素，即高糖加胰岛素，将细胞外的钾离子转移到细胞内。

R：resin，聚磺苯乙烯（降钾树脂）。

L：loop diuretics，袢利尿剂。

A：albuterol，沙丁胺醇，属于 β 受体激动剂，同样能将细胞外的钾离子转移到细胞内。

B：bicarbonate，碳酸氢钠，可以在合并酸中毒时使用，有助于细胞外的钾离子转移到细胞内。

C: calcium，钙剂，用来稳定心肌。

D: dialysis，透析。

张先生目前的情况是高血钾合并心电图改变，问你一个问题，在上面的"高钾女孩 ABCD"中，哪一个最重要？

学生 这道题，我可以多选吗……

老师 话说"选择题不会就选 C"，目前最重要的就是 C——使用钙剂。好了，我们快点儿处理，给患者静脉推注钙剂，就当前而言，稳定心肌是最重要的，其他降钾手段可以陆续进行。

· · · · · · · · · · · · ·
临床情境三
· · · · · · · · · · · ·

针对张先生出现的心电图异常，予以静脉推注葡萄糖酸钙 1g，监测心电图变化，5 分钟后重复一次；加用 10% 葡萄糖溶液 500mL＋胰岛素 10U 静脉输液，并输注碳酸氢钠溶液 250mL 纠正代谢性酸中毒。针对诱发高钾血症的可能原因，你询问了张先生近期的饮食情况，发现最近家里亲戚送了他好多橙子，张先生觉得很可口，这几天每天都要吃上一两个。

患者为终末期肾病患者，无尿。完成上述紧急处理后你马上为他安排了血液透析治疗。

完成了针对张先生高钾血症的紧急救治后，你稍微松了一口气，毕竟高钾血症可能危及生命。但是高钾血症为什么会这么危险？你不由得回想起当初还在学校上学时类似生理课等基础课程中那些艰深晦涩、难以理解、常常让人昏昏欲睡的内容。此时此刻你突然意识到，那些基础课程其实意义重大。

老师 现在患者的情况已经稳定了，我们可以说说高血钾的那些事儿了。我先问你一个问题，当我们测得的血钾水平很高的时候，这个结果有没有可能是假的？

学生 我听过一种叫"假性高钾血症"的概念，但具体内容不是太清楚。

老师 这其实挺简单的，如果抽血之后使劲儿摇晃试管，再送到检验科，就会得到高血钾的结果。这个行为听起来很无聊，但这也正是我们要尽可能避免的错误操作。现在我想带你换个角度去理解这个错误操作，为什么摇晃试管会让血钾水平升高呢？

学生 哦，这是因为在人体细胞内钾离子含量占比非常高，达到98%，在血浆中，也就是细胞外，钾离子仅占2%，如果溶血发生，细胞被破坏，就会有大量的钾离子出现在血浆中。

老师 正是如此。由于人体细胞内钾离子含量极为丰富，钾离子在细胞内外分布的改变会改变血清钾浓度，导致高钾血症。除了细胞损伤，Na^+-K^+-ATP 酶活性改变、高渗透压血症和酸中毒等也会导致细胞内钾离子向细胞外释放或转移。

Na^+-K^+-ATP 酶的存在实现了细胞内外钾离子的逆浓度转移。胰岛素缺乏、氟化物中毒、使用 β 受体拮抗剂和洋地黄类药物及其类似物时，Na^+-K^+-ATP 酶活性受到抑制，细胞外钾离子水平升高，会导致高钾血症的发生。

学生 所以我们在高钾血症的治疗中要反其道而行之，使用胰岛素和 β 受体激动剂，目的是促进血钾向细胞内转移。

老师 你说得对。但需要注意的是，胰岛素和 β 受体激动剂所实现的血钾转移只是暂时性的，它们所能维持的时间是 4 ~ 6 小时。高钾血症处理中的"转移手段"固然重要，但将过多的血钾排出体外是更迫切的。因此，想要更深刻地理解血钾异常，我们需要弄明白人体的钾从哪里来，到哪里去。

学生 食物中钾摄入增加是血钾升高的原因之一，肾脏是排出多余电解质的重要器官，正常人的血钾很少由于食物中的钾含量变化而发生波动。当摄入的钾减少时，肾脏排钾减少；当摄入的钾增多时，肾脏排钾相应增多。

老师 是的，健康人要保持稳定的血钾水平，意味着需要具备一定程度的尿量和足够的尿钾浓度。当人体发生脱水、失血、休克等现象导致有效血容量不足而发生尿量减少时，可能产生高钾血症。一般认为，每日尿量 < 600mL 需要警惕高钾血症。

当出现肾功能不全或肾小管严重损害时，会影响尿钾的排出，从而导致高钾血症。尿钾浓度是由肾脏的远端肾单位决定的，其中主要是皮质集合管。皮质集合管上有两种特殊的细胞，即主细胞和间细胞。主细胞是调节钾分泌的主要部位，它的活动受体内激素的调节，除分泌钾外，主细胞还能重吸收水和钠；重吸收钠和分泌钾受醛固酮调节，重吸收水受抗利尿激素调节。醛固酮是调节肾脏排钾的主要激素。

学生 听你说完这些，我感觉有些知识被串联起来了。临床上常用的利尿剂螺内酯，其本质就是醛固酮受体拮抗剂，它通过竞争性阻断醛固酮与受体的结合起到利尿保钾的作用。如果患者出现肾上腺皮质功能不全、小管间质性肾炎、应用血管紧张素转化酶抑制剂等情况则可能导致低醛固酮血症，肾脏排钾减少，血清钾随之升高。

老师 非常好，你开始学会理论联系实际了。在临床中反复体会和实践医学知识，才会记忆深刻，才能体会到临床的魅力。现在我再问你一个问题，张先生发生高钾血症，出现了心电图变化，还出现了恶心、呕吐这样的不适，原因究竟是什么呢？

学生 让我仔细想想。稳定的钾离子是维持心肌细胞兴奋性、自律性和传导性的重要因素，血清钾升高破坏了心肌细胞的电生理状态，加上在此期间可能伴随的其他电解质紊乱和血 pH 改变，就会引发心律失常。高钾血症会引起乙酰胆碱释放增加，这就引起了恶心、呕吐和腹痛。

老师 高钾血症的主要危害在于心肌。随着血清钾水平的升高，心电图可出现

T 波高尖、Q-T 间期缩短、P 波扁平并逐渐消失、QRS 波增宽伴幅度下降等现象，这些表现综合起来就形成了我们刚才看到的张先生的心电图表现——正弦波。需要特别指出的是，心电图不是检测高钾血症的敏感方法，不要觉得早期的心电图改变——如 T 波高尖之类的现象——就比"面孔狰狞"的正弦波来得更安全，心电图的形态异常不是按照高钾血症的严重程度逐步发生的，致命性心律失常和心脏停搏随时可能发生。

临床情境四

张先生安全地完成血液透析时，已经是你正常下班时间的几个小时以后了。你和老师回到办公室，稍微休息了一会儿。你顺口对老师说："内环境稳态的内容真是太复杂了，幸亏我的目标是当外科医生，规培结束以后，这些复杂的知识我就用不上了。"老师想了想，突然问了你一个问题……

老师 假设你已经是个外科医生了，现在有一个非常紧急的任务需要你承担。在一起不幸的房屋倒塌事件里，房主王先生被压在一面墙下长达 4 个小时，抢救工作需要外科医生的参与，你被派到了现场。你要做的第一件事是什么？

学生 赶紧把他刨出来，检查生命体征，给予对症处理，之后尽快送到医院治疗。但这和你刚才讲的高钾血症有什么关系呢？假设我已经是外科医生了，我要做的重点肯定是对于外伤的处理。

老师 你会在第一时间内让患者离开受伤现场，这是急救医学的一项基本原则。自从拿破仑的军医多米尼克·拉雷发明急救车以来，这项原则就被一直沿用到今天。

但是在把患者刨出来的过程中，还有一个细节需要你格外注意，那就是要迅速检查患者的受压肢体，判断受压肢体是否出现进行性肿胀，检查肢体远端血液循环是否出现障碍。

学生 我知道，这是检查是否存在骨筋膜室综合征，如果存在，必要的时候需要紧急切开减压。

老师 是的。肌肉坏死发生时，会大量释放钾离子，而肌肉溶解的产物，除了钾离子，还有大量的肌红蛋白等物质，它们会阻塞肾小管并导致炎症。因此，发生横纹肌溶解时，伴随急性肾损伤的例子不在少数，后续需要血液滤过支持的也大有人在。所以，人体是一个整体，医学尽管有分科，但患者的治疗往往不是单纯的专科处理。

学生 我明白了。当外科医生也不能只动手术，老师，外科医生从什么时候开始也需要学习内科医生的知识了？

老师 这个问题问得非常好。在欧洲中世纪的时候，外科学根本不是一个学科，而是一门手艺，当时的外科医生只能进行放血治疗、脓肿切开引流、浅表肿物切除这些非常简单的治疗。当时，外科医生和理发师属于同一个职业。

但是在 18 世纪，英国出现了一位伟大的外科医生，叫作约翰·亨特。他认为，外科医生必须学习内科医生的知识，这样才能让外科医生对即将进行手术的患者有真正地了解。从他开始，外科医生才开始接受生理学、病理学等基础学科的教育，也正是因为这样的改革，外科学才从一门手艺变成了一个学科。

简单地说，从现代外科学出现的那个时候起，外科医生就应该掌握足够的医学基础学科的知识。如果认为外科医生仅需要掌握手术技巧，那就是对外科学这个学科理解得太狭隘了。对于参加规培的外科医生来说，在这个阶段把内科知识学扎实是非常有必要的，这也是未来在外科领域一显身手的基础。

学生 感谢老师，这下我明白了，约翰·亨特这个人我也记住了。

老师 约翰·亨特不仅自己是外科学里程碑式的人物，他还有个更优秀的学生，就是发明牛痘接种法的爱德华·詹纳。能教出比自己更优秀的学生，才称得上是好老师。

重点整理

高钾血症的处理，可以通过"高钾女孩 ABCD"来帮助记忆。

高钾血症的主要危害在于心肌。稳定的钾离子是维持心肌细胞兴奋性、自律性和传导性的重要因素，血清钾升高破坏了心肌细胞的电生理状态，加上此期间可能伴随的其他电解质紊乱和血 pH 改变，就会引发心律失常。

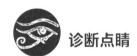 **诊断点睛**

治病可不是"头痛医头，脚痛医脚"，不同的疾病会导致相同或类似的症状，因此我们应该尽可能打开思路，考虑不同疾病所能导致的相同症状。

高钾血症从诊断到治疗都需要很好的生理学基础，良好的临床诊治思维和扎实的生理学基础是分不开的。在临床实践过程中，结合实际案例不断深化对于生理学的理解，能助力诊断思路的梳理。

在临床中反复体会和实践医学知识，才会记忆深刻，才能体会到临床的魅力。

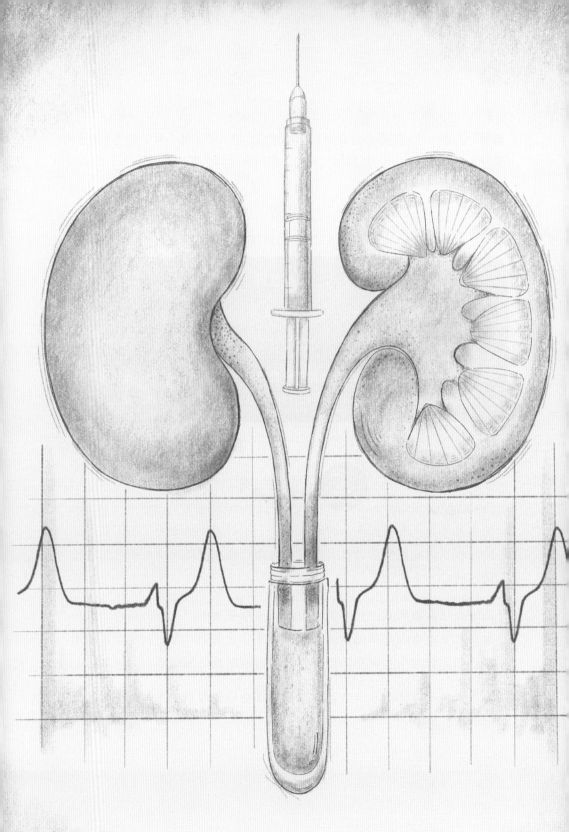

发热、头痛、双手震颤

星期一的早晨，你跟着老师来到门诊，遇到了这样一位发热的患者。张先生今年67岁，三周来出现发热，患者体温最高达39.0℃，伴有咳嗽，咳白色泡沫样痰。半个月前在外院进行血常规检查，结果显示：WBC $6.25 \times 10^9/L$，NEUT 80.1%，Hb 103g/L，PLT $119 \times 10^9/L$。胸部CT示双肺上叶及中叶多发炎症，双肺中叶支气管扩张。外院给予口服头孢呋辛酯治疗（0.5g，每日3次），两周后体温未见明显下降，抗生素调整为静脉输注头孢拉定（1g，每日3次），但治疗效果欠佳。

体格检查：T 37.6℃，P 96次/min，R 20次/min，BP 126/67mmHg，双肺呼吸音粗，未闻及明显干湿性啰音，心律齐，各瓣膜区无病理性杂音，腹软，无压痛、反跳痛，肝脾未触及，双膝以下轻度凹陷性水肿。

老师 暂且抛开这位患者，我们先来说一下"发热"这个症状。面对发热的患者，你首先会想到哪种疾病？

学生 这可太多了，发热这个症状太常见了，各种感染会引起发热，很多非感染性疾病也会引起发热，如免疫性疾病和肿瘤。在代谢性疾病中，严重的甲状腺功能亢进症也可能出现发热。我随随便便就能想到几十种发热性疾病，大叶性肺炎、肺结核、热射病……这些都能引起发热。

老师 那么，在现有信息的基础上，你觉得应该如何处理呢？

学生 张先生有发热症状，胸部CT示多发炎症和支气管扩张，符合感染性发热。他在其他医院已经使用了头孢类抗生素，但治疗效果欠佳，说明感染较难控制，而且病原体也不明确。我们应该把他收住院治疗。

老师 这样的处理没错，仅凭现有的信息我们已经能判断这位患者考虑存在感染性发热。但是，发热是非常常见的症状，所以在面对发热患者的时候，详细询问病史，特别是了解各种伴随症状，对于确定发热的病因非常重要。因此我们在接诊任何一个患者的时候，都应该有清晰的思路。

对于发热患者，我们应该从以下几方面进行问诊。

首先，要了解患者发病的时间、季节、发病的缓急、体温高低、发热的频度、诱因，患者是否出现畏寒、寒战、大汗和盗汗等情况，也就是要首先了解和主诉有关的基本情况。

其次，要询问患者的重要伴随症状，在这个过程中，要尝试排查引起发热的具体原因，不少伴随症状给我们提供了线索。重要伴随症状包括患者是否存在皮疹、出血、黄疸、咳嗽、咳痰、咯血、胸痛、腹痛、呕吐、腹泻、尿频、尿急、头痛、肌肉关节痛等情况。由于这是在从多个系统中去了解患者的病情，所以在问诊的过程中一定要有条理，按照器官、系统逐一询问。

再次，患者之前的诊疗经过非常重要，这些诊疗经过会改变疾病的自然病程，使患者的症状表现得不那么典型。典型的例子就是大叶性肺炎，现在抗生素对大叶性肺炎的治疗及时有效，尽管你在课本上能看到有关大叶性肺炎各个病程阶段的表现，但是在临床实践中已经很难见到典型的自然病程了。

要特别注意的是，我们在问诊时一定要全面，就如这位患者的情况，之前已经经过了其他医生的诊治，此前的病历中已经体现了其他医生的诊断思路，这些思路很可能是正确的，只不过是某些疾病的病程比较长，在还没有见到明确治疗效果的时候患者选择了换个医院继续治疗。在这种情况下，我们千万不能放松警惕，还是要进行全面问诊，避免遗漏重要细节。

最后，传染病接触史、手术史、流产或分娩史（限女性患者）、用药和职业特点，这些也和疾病的发生有很密切的关系。

当然，我们还要询问患者的一般情况，如精神状态、食欲、体重是否有改变，以及睡眠情况。

事实上，在医学学习的过程中，我们难免会在某个阶段产生这样的感觉：在接诊一位患者的时候，仅根据少量的信息，我们完全可以作出明确的诊断，因为我们对这类疾病实在是太熟悉了。有这样的信心很好，但是这样的态度是绝对不可取的，如果在疾病诊断过程中存在先入为主的观念，很容易导致漏诊和误诊。

简单地说，在进行诊断的过程中，"全面"和"系统"这两个要点是永远不能忘记的。

好了，了解了这些之后，你应该去对患者进行进一步的问诊了。

学生 好的，老师。

临床情境二

经过问诊，你发现张先生 4 个月前被诊断为膜性肾病、肾病综合征、2 型糖尿病。3 个月前，针对发展到肾病综合征的膜性肾病，医生给予利妥昔单抗治疗；针对糖尿病给予胰岛素、卡格列净控制血糖。张先生出院后的一段时间内肾病综合征导致的下肢水肿有所缓解。

老师 这是对于诊断非常有价值的信息，那么价值何在呢？

学生 患者采用了利妥昔单抗治疗，这是一种会把体内 B 细胞清零的生物制剂，相应地，患者的体液免疫功能下降，这会降低患者对病原体的抵抗力。由此，一些致病力比较低的病原体也有可能造成感染，这种情况不能忽略。

老师 是的。虽然研究表明利妥昔单抗相比传统的激素联合环磷酰胺，感染的发生率可能更低，但是利妥昔单抗会导致 B 细胞清零和体液免疫功能受损，使机体对具有荚膜的病原体吞噬能力减弱，目前的影像学检查提示患者感染部位为肺部，还真不能排除产气荚膜性病原体感染。

那么，我们现在应该做些什么检查呢？

学生 既然胸部 CT 提示异常，考虑肺部感染，那肯定要进行痰细菌、真菌培养，以及痰抗酸染色，明确具体的病原体。考虑到患者处于免疫抑制状态，我在病原体检查中特意兼顾了机会性感染的病原体，如巨细胞病毒、卡氏肺孢菌、结核分枝杆菌。

老师 你做得很好。在感染性疾病的诊治过程中，如果经验性抗生素治疗病情出现反复，需要重新审视以下两个问题。

首先，感染的部位在哪里？这就是所谓"定位"的思维。

其次，感染的病原体是什么？这就是所谓"定性"的思维。

定位方面，结合患者咳嗽、咳痰及肺部影像学改变，考虑肺部为明确的感染灶；定性方面，则要进行病原学的相关检查。现在请你汇报一下这位患者在检查方面有什么新的进展吧。

学生 好的。我为患者完善了以下检查。

患者血 WBC 14.09×10^9/L，NEUT 91.5%，Hb 102g/L，PLT 315×10^9/L；超敏 C 反应蛋白（CPR）16mg/L，降钙素原（PCT）< 0.05，Alb 17g/L，血肌酐 132μmol/L；TB 细胞亚群：T 细胞 613 个 /μL，NK 细胞 61 个 /μL，B 细胞 1 个 /μL；巨细胞病毒 DNA 阴性；痰液检查：抗酸染色以及细菌真菌涂片、培养均阴性，

针对卡氏肺孢菌的六胺银染色阴性；胸部 CT 示双肺散在小淡片、斑片及条索影。

在当前阶段，依然考虑社区获得性肺炎，继续维持静脉输注厄他培南（1g，每日 1 次），患者体温高峰逐步下降，第三天患者体温降至 37.4℃，效不更方，继续使用厄他培南治疗。由于患者存在糖尿病，我还监测和调控了患者的血糖水平，目前患者的空腹血糖和餐后血糖控制得都还满意。

其实，到现在，尽管患者的体温和之前相比有好转，但我心里还是有些打鼓，毕竟到现在我们还是没有找到明确的病原体，继续使用这种抗生素对不对呢？

老师　在明确的结果回报之前，我们需要根据经验选择用药。当然了，经验性给药并不是单纯的尝试性治疗，在初始的用药选择中，我们会根据患者的感染部位、起病特点和现有的用药反应来制订抗生素治疗方案，这时所使用的抗生素往往倾向于"全覆盖"的特点，也就是尝试相对广谱的抗生素。接下来我们所要做的事情就是"等待"，一方面，我们需要等待药物治疗的反应；另一方面，我们需要等待病原体的回报。等到明确的病原体和药敏试验结果回报之后，我们会对感染的菌群有更多了解，这时抗生素的使用就会由"广谱"转变为相对"窄谱"，所选用的药物会更有针对性，给身体带来的损害会更小。

对于这位患者，我承认会感到些许挫败感，因为到目前为止我们还是无法明确面对的"敌人"究竟是什么。但在当前的药物治疗下，患者的体温已经控制住了，就像你刚才说的"效不更方"，我们继续使用当前的药物，并确保相对充分的抗生素疗程。

临床情境三

入院第 14 天，患者体温连续正常 10 天，予以停用抗生素，次日患者再次发热，每日热峰逐渐升高至 39℃以上，伴咳嗽、咳黄色黏痰，发热时患者双手震颤明显加重，无法完成写字等精细动作，出现间断发作性脑枕部闷痛，每次持续时间＜1 分钟，每日发作＜5 次。

患者出现双手震颤和枕部闷痛症状，让你觉得还需要警惕颅内感染的可能，于是你为患者安排了头颅影像学检查。

头颅磁共振成像示双侧额顶叶皮质下、侧脑室旁多发异常信号，非特异性白质改变。复查血常规示 WBC 4.43×10^9/L，Hb 70g/L，超敏 C 反应蛋白、降钙素原阴性，重复痰液检查未见明确病原菌；血培养（需氧菌、厌氧菌、结核分枝杆菌）4 次均阴性；复查胸部 CT 示双肺散在小淡片、斑片及条索影，较前减少。

老师 到目前为止，患者的病情显得愈发复杂，你认为诊断的难点在哪里？

学生 影像学检查明明提示存在感染，但是病原学检查结果全部呈阴性，你之前说的"定性"和"定位"两个问题，在这位患者身上都出现了不确定性。我原先还比较笃定患者所患疾病是社区获得性肺炎，但在治疗过程中患者还出现了神经系统症状，让我有些疑惑患者神经系统是否存在感染灶。

老师 没错。现在这位患者的问题在于"定性"和"定位"都不甚明了，患者出现高热、炎症指标升高，初始抗生素治疗有效，提示细菌性肺炎的诊断相对明确，但停用抗生素后高热反复，除考虑原有感染复燃之外，还需要警惕存在混合性感染，也就是原先的感染可能并不单纯，存在合并多种细菌甚至真菌感染的可能性。

这位患者处于免疫抑制状态，我还会警惕机会致病菌感染的可能性，有时机会性感染的症状和肺部影像学表现并不典型。由于未必能确定痰液来自下呼吸道，所以单纯的痰液留取不见得能够呈现出真实的病原学结果，必要时需要考虑支气管镜检查，进行肺泡灌洗留取标本以明确病原体。

但在此之前，我觉得有必要进一步询问患者的病史，检查一下此前有没有遗漏一些蛛丝马迹。

临床情境四

你和老师来到病房，进一步追问患者从上次治疗肾病出院，到这次因为感染入院，在此期间是否接触了野生鸟类。经过询问，患者想到自己出院以后回老家住了 5 天，他的老家在山区，屋前屋后有很多野鸽子。在老家住着的那几天他经常喂这些鸽子。

老师　你看，通过这位患者我们再次体会到仔细询问、采集病史的重要性。那么问题来了，为什么在针对这位患者的病史采集中，我们之前都忽略了野生鸟类的接触史呢？

学生　老师，我觉得这是因为在采集病史的过程中我们通常采用开放性提问，这是为了避免选择性或诱导性提问产生偏差，野生鸟类的接触史并没有在常规的病史采集中，所以漏掉了。

老师　是的，存在这样的情况是很正常的。但对于某些特殊问题，如考虑到感染但原因不甚明了时，还是需要医生进行有针对性的提问，如是否有鸽子粪便接触史等，帮助患者在提供病史时避免遗漏重要的细节。

现在，如果把野生鸟类接触史和免疫抑制的人群联系起来，你能想到什么感染的可能性呢？

学生　我想到了肺隐球菌病。这是新型隐球菌引起的深部真菌病，隐球菌进入人体后可形成厚荚膜增强其致病力，不易被机体吞噬清除。这种疾病比较"狡猾"，它的临床及影像学表现缺乏特征性，不少患者没有明显症状，有些患者仅有轻微的呼吸道症状，如咳嗽。当然，这种肺部感染同样可以导致发热、咯血、胸痛、胸闷等症状。

老师　你的基础知识掌握得相当不错。还需要注意的是，免疫抑制人群感染后的临床表现及体征都可能不典型，和免疫力正常人群的反应有差别。免疫力正常时，机体面对外来感染所作出的"反抗"可能比较强烈，而在免疫抑制人群中，有时疾病已经很严重了，而患者的临床表现或体征还相对滞后。由于隐球菌具有嗜神经性，在免疫抑制人群中更容易合并隐球菌性脑膜脑炎，我们现在回头看患者的整个病程，他表现出来的双手震颤和局部头痛或许就是隐球菌性脑膜脑炎的提示症状。

好了，有了这样的思考方向后，我们下一步应该怎么做？

学生　我明白了。接下来，我计划安排更为直接的肺部病原体检查，通过支气管镜肺泡灌洗获取肺部病原体，尤其注意隐球菌的筛查。同时，患者的神经系统症状着实让人无法放心，我会采用更为直接的腰椎穿刺检查，通过脑脊液判断患者是否存在颅内感染。

老师　对。我们快点儿进行吧。

在接下来的 2 天里，患者完成了支气管镜和腰椎穿刺脑脊液检查。肺泡灌洗液检查：隐球菌抗原定性、定量阳性；抗酸染色阴性；细菌、真菌、奴卡菌、放线菌涂片及培养阴性；结核 / 非结核分枝杆菌核酸测定阴性。脑脊液检查：压力 148mmH$_2$O；脑脊液无色微浊，细胞总数 104×10^6/L，白细胞总数 14×10^6/L，单核细胞总数 14×10^6/L；蛋白 0.68g/L，Cl$^-$ 119mmol/L，葡萄糖 2.1mmol/L；隐球菌抗原定性、定量阳性，29.37μg/L。

老师 有了这些结果，诊断就比较明确了，隐球菌这个罪魁祸首已经被我们抓住了。接下来我们应该做什么呢？

学生 我们需要选用有针对性的抗真菌药物。但真菌的治疗往往时间比较久，而作为肾病患者，其肾功能还存在问题，如何选择合适的抗真菌药物治疗还真需要仔细斟酌。

老师 隐球菌感染所致神经系统受累常表现为亚急性或慢性脑膜脑炎症状、体征，临床主要表现为不同程度的发热、头痛；合并颅内压增高时，头痛、恶心、呕吐较为剧烈；病情进展可能累及脑神经，甚至脑实质，引发相应的临床表现。对于免疫抑制人群，临床表现及体征可不典型，多数不伴颅内压增高，无脑膜刺激征。虽然免疫抑制人群缺乏典型的临床表现及体征，但仍有蛛丝马迹可寻，如双手震颤、头痛。

我国对于隐球菌性脑膜脑炎的标准治疗方案为诱导期两性霉素 B 联合氟胞嘧啶，但两性霉素 B 存在肾毒性且其不良反应与累积剂量相关，对于肾功能不全者，诱导期可以采用高剂量氟康唑（600～800mg，每日 1 次）联合氟胞嘧啶治疗 4 周以上，病情稳定后可进入巩固期治疗；对于肾功能不全患者，巩固期氟康唑推荐剂量为每日 400mg，联合氟胞嘧啶。根据患者目前的肾功能情况，我们可以采用静脉注射氟康唑联合口服氟胞嘧啶的治疗方案。

在调整抗感染治疗方案后 1 周，患者体温恢复正常，双手震颤改善，复查肾功能维持稳定，继续使用抗隐球菌治疗方案治疗。

经过这个案例，你对于机会性感染导致的发热印象深刻。

学生 老师，现在城市化进程越来越快，生活在城市中的人很少能接触到野生鸟类，感染隐球菌的概率很低，那么对于在城市中生活的人，还有没有值得关注的特殊病原体呢？

老师 提到生活环境中的病原体，城市中确实有一种病原体值得一说，它就是军团菌。这种病原体之所以叫"军团菌"，是因为在 1976 年，参加越南战争的美国老兵在费城聚会，之后这些老兵出现了不明原因的肺炎，因为是在军人聚会的过程中发现的，所以这种新发现的病原体被命名为军团菌。

经过调查发现，有两名老兵在酒店的空调出风口下方聊了很长时间，后来证实，军团菌确实最常存在于空调等通风系统。一直到今天，军团菌也是院内感染常见的病原体之一。这也提醒我们，在日常生活中定期对空调进行清洗、消毒是非常有必要的。

重点整理

引起发热的原因很多，需要考虑感染、肿瘤、免疫性疾病和代谢性疾病等。对于有发热症状的患者，问诊和查体需要兼顾诸多方面。

经验性给药并不是单纯的尝试性治疗，在初始的用药选择中，我们会根据患者的感染部位、起病特点和现有的用药反应来制订抗生素治疗方案。

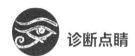 **诊断点睛**

感染性疾病的诊断关键在于把握"定位"和"定性"。

在特殊人群中，需要警惕机会性感染的可能性。

详细的开放式问诊对于诊断复杂疾病大有帮助。

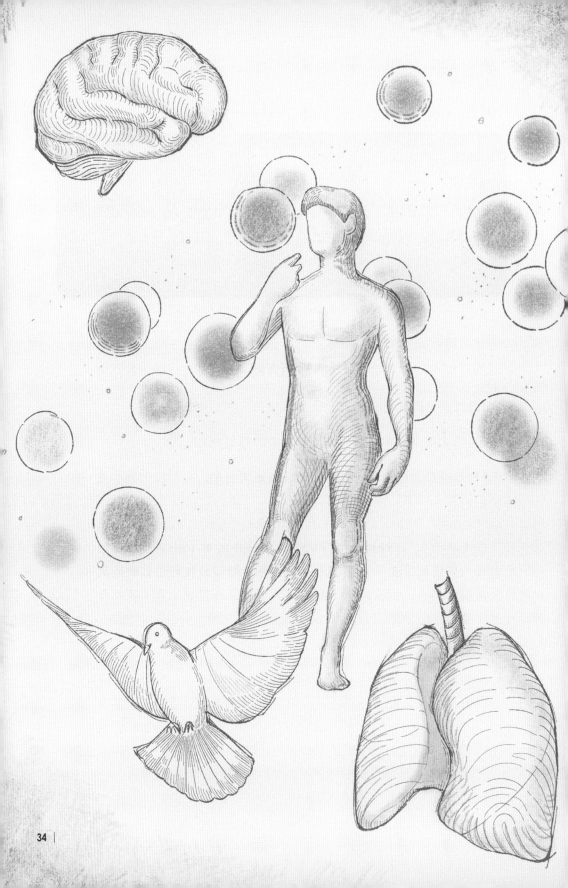

不明原因发热

在内科轮转的一天，你见到了这样一位不明原因发热的患者，让你感到很困惑。刘先生是一位 47 岁的男性患者，半年前在没有明显诱因的情况下出现午后发热，体温最高达 37.8℃，而且在夜间自行退热，同时合并干咳、盗汗。除此以外没有其他明显症状，如咳嗽、咳痰、关节肿痛、腹泻等。他在好几家医院做了不少检查，但尚未查明发热的原因。

不仅症状方面能够提供的信息很有限，刘先生还进行了不少检查，但有价值的信息也不多。除了红细胞沉降率、超敏 C 反应蛋白和铁蛋白数值偏高以外，其他检查几乎是正常的。

刘先生的血常规、肝功能、肾功能大致正常，红细胞沉降率（ESR）98mm/h，超敏 C 反应蛋白（hsCRP）168.04mg/L，铁蛋白（SF）1 232.42μg/L；补体及免疫球蛋白正常；血清免疫固定电泳未见异常；血、尿、便及骨髓培养均为阴性；布鲁氏菌凝集试验、肥达－外斐反应、结核感染 T 细胞斑点试验（T. SPOT-TB）、1,3-β- 葡聚糖试验（G 试验）、半乳甘露聚糖试验（GM 试验）、巨细胞病毒（CMV）和 EB 病毒（EBV）DNA 均为阴性；支气管镜刷片及肺泡灌洗液抗酸染色、结核分枝杆菌核酸检测及病原检测均为阴性；抗核抗体（ANA）为阴性。外周血涂片、两次骨髓涂片及骨髓活检均提示"三系增生，余无异常"。胸、腹、盆 CT 检查无明显异常。

初始给予头孢曲松抗感染治疗无效。在治疗过程中患者出现口干，当地医院进行唇腺活检显示慢性黏膜炎，诊断为干燥综合征，给予泼尼松口服 60mg/d，发热好转。之后泼尼松减量至 40mg/d，患者再次出现稽留热，体温最高达 39.3℃，伴随症状与之前类似。

入院查体：T 37.8℃，BP 124/68mmHg，P 105 次 /min，R 19 次 /min，SpO_2 97%。患者精神弱，全身皮肤无破溃，双肺未闻及明显干湿性啰音，心律齐，腹软，无压痛，双下肢无明显凹陷性水肿。

老师 发热之所以常见，是因为很多常见病会引起发热。和"很多常见病"相关，也就意味着发热这一症状经常没有得到足够的重视，尤其是一些慢性低热，人们经常会觉得"休息一下就好了"。实际上，发热的背后可能埋藏着很深刻的病因。现在的问题是，你在梳理刘先生的案例时，感到不好驾驭的地方在哪里？

学生 我觉得自己遇到疑难病例了。从外院的资料看，刘先生把能做的检查都做了，从他的发热特点看，有干咳的呼吸道症状，炎症指标明显升高，不能完全排除感染，但是使用广谱抗生素无效。另外，外院目前的诊断是"干燥综合征"，奇怪的是，激素治疗似乎没有明确效果。对于引起患者发热的原因，现在可以说是毫无头绪。老师，我们应该如何理出现有资料的头绪呢？

老师 这位患者已经进行了很多检查，很容易给我们留下类似"什么都没查出来"的印象。在这个时候，我们首先要理清患者之前的病程，以及之前医生的诊断思路，这些资料会为我们提供非常重要的信息。

如果患者发热时体温超过 38.3℃且持续 3 周以上，经过 1 周以上在门诊或病房进行的系统、全面的检查仍不能确诊，可以定义为不明原因发热，英文叫 fever of unknown origin，缩写为 FUO。这个 FUO 有时候还真像"UFO"一样神秘。对于 FUO 患者来说，最常见的病因仍然是感染性疾病，应该考虑到慢性感染的存在，如心内膜炎，以及近年来发病率有所回升的结核病。

在非感染性疾病中，我们需要考虑到肿瘤、自身免疫性疾病、代谢异常和药物热等。除了慢性感染之外，肿瘤和免疫性疾病是引起 FUO 的重要因素。

简单总结一下，刘先生的病因应该着重从感染、肿瘤和免疫性疾病这三个方向寻找，相应的检查也是针对这三个方向进行的。尽管刘先生之前的检查项目比较复杂，但可以体会到接诊医生还是在按照诊断思路梳理，检查也是分别针对感染、肿瘤和免疫性疾病进行的。

清楚了这一点，再看患者所进行的这些检查，虽然很多，但是条理却清楚了。

首先，感染相关的检查，已经排除了多种细菌、病毒和真菌感染；其次，CT 检查排除了多数实体肿瘤的存在，血涂片和骨髓检查排除了血液系统肿瘤；最后，外院根据患者的"口干"症状诊断为干燥综合征，但需要注意到患者此前的ANA 检查是阴性的，我们对这个诊断姑且存疑。

针对这样的病例，目前已经完成了第一步，即理清了之前的诊断思路。那么下一步应该如何做呢？

学生　通过你的分析，我重新看了一遍患者此前的各种检查，感觉有条理多了。感染和肿瘤这两部分内容，外院的排查结果还是很有说服力的。但免疫性疾病这部分内容似乎还挖掘得不够充分，既然患者之前被外院诊断为干燥综合征，我们应该针对免疫性疾病进行进一步检查。更重要的是，要找到激素治疗无效的原因。

老师　需要注意的是，把既往的诊断思路理清楚固然重要，但是不能被它干扰。在我们的诊断过程中，很多患者已经接受过外院的诊断和治疗。这些就诊经历确实替我们排除了很多诊断上的可能性，对进一步明确诊断具有一定的参考意义。

但是，每当我们接诊新患者的时候，都要清空自己的头脑。要从患者的症状、检查结果的可信度去重新判断分析，而不应该直接从已有的诊断出发，这样很有可能让我们的诊断思路发生偏离，造成误诊和漏诊。

针对这位患者，我们还是从感染、肿瘤和免疫性疾病这三种可能性出发。目前外院给出的诊断方向是免疫性疾病，但我们要重新开始，必要时复查一些重要的检查项目，只有逐一排除错误选项，最终才能得到正确诊断。

· · · · · · · · · · · ·

临床情境二

· · · · · · · · · · · ·

刘先生入院后暂时维持糖皮质激素治疗，仍每日弛张高热，体温高达40℃，并逐渐出现双手小关节、双腕、膝及踝关节疼痛，伴晨僵，无红肿、发热。完善相关检查，结果如下所示。血常规：WBC 7.2×10^9/L，Hb 87g/L，PLT 267×10^9/L，网织红细胞比例3.79%；尿、便常规正常；24小时尿总蛋白定量0.68g；肝功能：白蛋白24g/L，乳酸脱氢酶（LDH）532U/L；ESR > 140mm/h，hsCRP 197mg/L，补体、免疫球蛋白正常，SF 2 745μg/L；复查CMV DNA、EBV DNA、隐球菌抗原定性、布鲁氏菌凝集试验、肥达-外斐反应、G试验、T. SPOT-TB均为阴性；ANA、抗双链DNA抗体、抗RNP抗体、抗Sm抗体、抗SSA52抗体、抗SSA60抗体、抗SSB抗体、抗Jo-1抗体、抗核糖体P蛋白抗体、类风湿因子（RF）、抗环瓜氨酸多肽（CCP）抗体、抗人球蛋白试验及抗磷脂抗体谱均为阴性；角膜染色试验和唾液流率测定正常；甲状腺功能正常；肿瘤标志物阴性；血β2微球蛋白3.79ng/L；浅表淋巴结、浅表动脉彩色多普勒超声检查及胸、腹、盆增强CT未见异常；血培养及粪便培养：沙门菌（肠炎血清型）阳性；超声心动图未见瓣膜赘生物；小肠CT重建，肝、胆、胰、脾及泌尿系彩色多普勒超声检查未见明确病变及感染灶；全身骨显像提示关节炎性病变；左腕关节及右踝关节磁共振成像（MRI）提示骨髓水肿可能；重复骨髓穿刺及活检：增生活跃，未见异常细胞。

血培养和粪便培养提示沙门菌后，根据药物敏感试验结果予以喹诺酮类药物治疗。抗生素治疗 1 周后复查血培养和粪便培养呈阴性，故停用抗生素。患者仍持续发热。发热伴随症状同前，发热时予以物理降温或解热镇痛药退热。

老师 现在我们又得到了不少检查结果，这对于明确诊断又有什么意义呢？

学生 现在我反而更疑惑了，检查似乎提示三个方向的可能性都存在。血培养和粪便培养提示沙门菌阳性，这是明确的感染提示。血 β2 微球蛋白和乳酸脱氢酶稍高，这又让我有些担心淋巴瘤。患者存在发热、多关节疼痛和晨僵，加上之前被诊断为干燥综合征，又属于免疫性疾病。

那么如何才能进一步明确诊断方向呢？

老师 在这三种可能性中，首先排除的是最早的诊断，即干燥综合征。

干燥综合征是一种免疫性疾病，患者出现外分泌腺受累，发生口干和眼干。相应的眼科和口腔科检查，如角膜染色试验、泪膜分泌试验、唾液流率测定会出现异常结果，多数患者会出现抗 SSA 抗体阳性，唇腺活检会提示灶性淋巴细胞浸润。

对于外院已有的判断，我们当然不应该轻易放过，因为这毕竟是之前的医生通过思考得出的结论。但刘先生入院后进行了不少有关干燥综合征的排查，结果都是阴性的，而且干燥综合征的临床表现中很少出现反复发热。从现有的病历资料看，我们不应该继续干燥综合征的诊断了。

那么，会不会是其他的免疫性疾病呢？和人体中其他几个系统相比，我们对免疫系统的了解还有待提升，特别是在治疗方法上，还有很大的进步空间。免疫性疾病的诊断和治疗都是非常复杂的，但通常而言，糖皮质激素会是比较管用的药物。

对于刘先生，如果我们从治疗逆向推断寻找答案的话，免疫性疾病的可能性反而大大降低了。患者曾使用大量糖皮质激素，如果是免疫性疾病，就算是没有明确到具体的疾病，糖皮质激素也会或多或少起到一些作用。但在刘先生身上，糖皮质激素的治疗效果很差，这并不符合干燥综合征的情况，也帮我们排除了很多其他的免疫性疾病。

因此，在感染、肿瘤和免疫性疾病这三个方向中，免疫性疾病的可能性首先被降低。那么，接下来我们应该怎么做呢？

学生 既然免疫性疾病诊断证据不足，当然应该在感染和肿瘤两个方向上继续下功夫。进行了众多检查之后，我们查到了沙门菌阳性，诊断明确；治疗后提示沙门菌消失，证明治疗有效。但是患者仍然存在发热，而治疗过程中大量使用了抗生素，我们是否可以考虑为药物热。

老师 药物热是使用药物后直接或间接引起的发热。它的本质是药物作为抗原或者半抗原引发免疫反应，刺激内源性致热原释放而导致发热。你提到的药物热，最大的可能是担心患者抗感染治疗期间使用的抗生素，但感染性发热的患者如果出现药物热，体温往往是抗生素使用期间体温一度下降，继续用药时体温再度升高，并且患者虽然高热，但一般情况良好。另外，药物热在停用可疑药物后体温就会迅速下降。上述特点，我们在刘先生的治疗过程中并没有体会。

最为关键的是，药物热是一种排除性诊断，需要排除其他引起发热的可能性，当前阶段，刘先生停用抗生素后仍然发热，不应该首先考虑药物热。

这位患者在病原学检查上有阳性发现，并且在药物敏感试验结果的指导下应用了抗生素，但患者的症状并没有消失，同时相关的影像学检查没有找到感染灶，小肠 CT 重建也没有发现会导致细菌入血的肠道病变。

在这个时候，我们要分析患者病情的主次，虽然沙门菌得到了有效的治疗，但患者的症状并没有消失，我们应该考虑到很大的可能是沙门菌仅是一段"小插曲"，引起患者发热的幕后真凶还没有被我们发现。

当天的值班护士告诉你刘先生出现了低氧血症，你和老师马上前去看患者。双肺听诊：呼吸音稍低，未闻及明显的干湿性啰音。不吸氧状态下，刘先生的指氧饱和度为 88%；血气分析：pH 7.42，动脉血氧分压 68mmHg，动脉血二氧化碳分压 33mmHg。双下肢静脉超声检查未见异常；肺功能显示孤立性肺弥漫功能减低；肺动脉 CT 未见明确感染性病灶，肺血管成像未显示肺栓塞征象。患者鼻导管吸氧 3L/min，血氧饱和度 97%。

老师　患者出现了一个新情况，那就是低氧血症。我们现在应该考虑什么？

学生　引起低氧血症的常见原因有：①吸入氧分压过低；②肺泡通气不足；③弥散功能障碍；④肺泡通气 / 血流比例失调；⑤右向左分流。

结合刘先生的情况，我有两方面的担心：一方面是他之前使用糖皮质激素，需要警惕肺部机会性感染，如肺孢子肺炎或真菌感染；另一方面是刘先生长期发热，一般情况较弱，卧床时间较长，需要警惕下肢深静脉血栓导致肺栓塞的可能性。双下肢静脉超声检查排除了下肢深静脉血栓形成，肺动脉 CT 也没有发现肺栓塞或明确感染的迹象。

目前，患者的低氧血症在对症吸氧治疗下暂时稳定，但发热原因还不清晰。不过，从患者一开始的发热伴呼吸道症状，到现在的低氧血症，我越来越怀疑患者的病灶就在肺部。我在想，刘先生的肺部有什么特殊的疾病会导致发热和当前的症状呢？

老师　当我们排除一切不可能的情况，最后的结论，哪怕是罕见的，也是最有可能的事实。现在我们就面临这种情况。在之前的诊疗过程中，对于这位 FUO

患者，我们已经花了很大力气排查感染，还排除了免疫性疾病以及药物热。目前，我们没有把握彻底排除的就是肿瘤，尽管在影像学检查中没有看到肿瘤的生长，但是我们的诊断思路已经愈发清晰了。

假设患者体内存在导致发热的肿瘤，那么它的原发部位在哪里呢？患者的低氧血症给了我们提示，就像你说的，我们需要在肺部筛查上下功夫。

在引起发热的肿瘤中，淋巴瘤是值得考量的。现在我们重新回顾一下提示淋巴瘤的蛛丝马迹：首先，症状方面，患者发热、盗汗、消耗症状明显，如果真是淋巴瘤在作祟，这类症状在医学上称为 B 症状；其次，血 β_2 微球蛋白、乳酸脱氢酶升高，提示需要警惕淋巴瘤。基于患者可能的淋巴瘤诊断，以及最可能的病变部位——肺部，我建议可以直接采用正电子发射计算机体层显像（PET-CT）扫描患者的肺部。

<table>
<tr><td>. . . . .</td></tr>
<tr><td>临床情境四</td></tr>
<tr><td>. . . . .</td></tr>
</table>

PET-CT 检查发现患者双肺弥漫性代谢增高。根据 PET-CT 定位的代谢增高灶，刘先生完成了 CT 引导下肺部穿刺，组织病理学提示肺血管内淋巴瘤。结合其他结果，患者最终诊断为肺血管内淋巴瘤。之后，刘先生转入肿瘤科接受化疗。一个月后，你接到刘先生的电话，他告诉你，经过第一个疗程的化疗，他的体温即降至正常，低氧血症好转，目前正在接受规律化疗。你把这个情况向自己的老师进行了汇报，老师看起来心情也很愉快。

学生 回顾这位患者的诊断过程，当他出现低氧血症的时候，我们依然没有通过普通的 CT 影像学检查找到肿瘤的明确证据。说实在话，血 β2 微球蛋白和乳酸脱氢酶这两项检查对于诊断淋巴瘤来说特异度并不高。

这个时候，有价值的阳性检查看起来没有特别明确地联系到一起，我很好奇在这种情况下你的诊断思路是怎样的。

老师 在诊断的过程中，我们有一项基本原则，可以称之为"一元论"。

简单地说，就是在临床诊断过程中，不论患者主诉的症状有多少、检查发现的体征有多少，我们都应该努力地用一种疾病来解释，也就是尽量将所有的症状、体征梳理到一种疾病之中。切忌一开始就把发现的临床资料进行分解，分门别类地予以解释。

至于你提到的，为什么从发热、肺部症状和一些不算特异的检查想到少见的淋巴瘤，这样说吧，如果一个动物，它看起来像鸭子，走起路来像鸭子，叫起来像鸭子，那么，它就是鸭子。

如果不是的话，那么它就是"黑天鹅"了。

重点整理

在这个病例中，首先，医生对于患者在外院的检查进行了归类和分析，了解了外院医生之前的诊断思路。其次，入院后医生为患者进一步完善了相关检查，逐步排除了免疫性疾病和感染的可能性，考虑肿瘤的可能性大。同时，患者在诊疗过程中出现了低氧血症，为肿瘤的定位诊断提供了线索，在此基础上进一步完善了相关检查，最终明确诊断为肺血管内淋巴瘤。

对于 FUO 患者来说，最常见的病因仍然是感染性疾病，我们应该考虑到慢性感染的存在，如心内膜炎，以及近年来发病率有所回升的结核病。

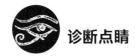 **诊断点睛**

每当我们接诊新患者的时候，都要清空自己的头脑。要从患者的症状、检查结果的可信度去重新判断分析，而不应该直接从已有的诊断出发，这样很有可能让我们的诊断思路发生偏离，造成误诊和漏诊。

在临床诊断过程中，不论患者主诉的症状有多少、检查发现的体征有多少，我们都应该努力地用一种疾病来解释，也就是尽量将所有的症状、体征梳理到一种疾病之中。切忌一开始就把发现的临床资料进行分解，分门别类地予以解释。

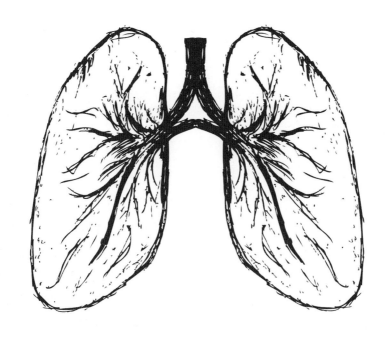

憋气、胸痛

· · · · · · · · · · · · · · ·

临床情境一

· · · · · · · · · · · · · · ·

一天晚上，你和老师在急诊值班，遇到了一位又高又瘦的年轻男性患者。这位患者姓王，只有 18 岁，是大学一年级学生。王同学是一个勤奋刻苦的学生，晚上回到宿舍以后还继续挑灯夜读。可就在刚刚读书的时候，他突然感觉左侧胸部像针扎一样疼痛。

一开始，王同学没觉得这有多严重，可过了一会儿开始觉得憋气，这才让室友陪他来到了医院就诊。对于他的病情，同学很紧张，迫不及待地跟你说"小王平时身体一直挺好的，而且不吸烟、不饮酒，最近一段时间吃饭、睡觉都没问题，不知道怎么就出现了这样的情况。"

老师　这个病例很有意思，这位王同学一直身体健康，没有什么不良生活习惯，也没有明显的诱因。他突然出现了胸痛这种症状，你准备从哪个方向去考虑诊断呢？

学生　这个问题难不住我，老师你以前说过，没有患者是按照教科书上的描述得病的，每个人都有各自不同的特点。但这位患者偏偏就是和教科书上写得一模一样，而且实习的时候我在胸外科见过同样的患者，年轻男性、瘦长体型、无明显诱因出现胸痛。这是典型的自发性气胸，我现在就能给他确诊。

老师　你的回答让我想起了一本由美国著名神经外科医生法兰克·佛杜锡克写的书。书里有这样一个故事，几十年前，作者在英国进修的时候，参加过一次病例讨论。英国教授领上来一位 50 多岁的患者，患者是名工人，他出现了头晕、呕吐、步态不稳等症状。教授说，你们只要了解这位患者的一个信息，就能发现病因。在学生们猜错了几次之后，教授说："对于这位患者来说，最重要的信息就是他的国籍，他是爱尔兰人，而且看起来就是个生活在社会底层的人，所以他肯定是个酒鬼，而他所患的疾病就是饮酒引起的小脑退化。"

那位教授的诊断是正确的，但他的逻辑不对，因为他从头到尾都没有询问患者有没有饮酒的习惯。不得不说，这样的诊断思路不但是错误的，而且还有歧视的意味。

当然，你刚才针对这位王同学"瘦长体型"的描述是非常客观的，不存在歧视的成分。但是你和那位教授存在同样的问题——诊断思路不对，也许有些人会把这叫作"临床经验"，但在我看来，这样的经验还不如没有。

如果仅从"年轻男性、瘦长体型、无明显诱因"这些信息出发就直接得出诊断，那么出现漏诊和误诊的概率会非常高。

学生 可是对于这位王同学来说，他的病情和课本上描述得严丝合缝，还有什么需要鉴别诊断的？老师能不能说一下你对这位患者的初步印象。

老师 年轻男性、瘦长体型，无明显诱因出现胸痛，伴喘憋。从现有的信息看，很有可能是自发性气胸。

学生 老师，你先等一下，你说的和我的判断没有任何区别啊。

老师 就算是非常典型的病例，我们在进行诊断的时候，依然有必要尝试进行完整的判断。不可否认的是，有些经验丰富的带教老师在头脑中完成诊断的速度很快，他们并不会每次都把思考的过程告诉你。面对典型的病例，我们也许会从老师那里直接听到正确的诊断。但即便如此，在规培阶段，你一定要在每一次接诊患者的时候，在心里问自己是否已经排除了其他所有的可能性。

症状总是要伴随着身体的某个部位，哪怕"发热"这样的全身症状，它的部位就是"全身"。诊断的过程是从症状推导病因，我们应该尽可能全面地考虑到在症状出现的部位所有可能发生的疾病。

首先根据症状排除那些可能性较小的疾病，之后再进行相关检查，最终才能明确诊断。现在，抛开这个病例。我问你，胸痛产生的机制是什么？

学生 所有刺激胸部感觉神经的因素都能导致胸痛，而胸部感觉神经包括肋间神经感觉纤维、支配动脉的交感神经纤维、支配气管和支气管的迷走神经以及膈神经的感觉纤维。

老师 那么哪几类疾病有可能刺激这些神经呢？

学生 胸壁疾病、心血管疾病、呼吸系统疾病、纵隔疾病，还有胸腹腔一些其他脏器的疾病。

老师 很好，现在我们的思路重新回到这位身高体瘦的王同学身上。当你第一次接诊患者的时候，不应该有先入为主的观念，而是应该罗列所有的可能性，逐一排除，那么现在你应该做什么呢？

学生 王同学这么年轻，不吸烟、不饮酒，发病没有诱因，我认为应该先排除心血管系统疾病。

老师 不对，你应该先进行体格检查。

· · · · · · · · · · · · · ·
临床情境二
· · · · · · · · · · · · · ·

听了老师的指示，你二话不说拿起听诊器，这就要放在王同学的胸部进行听诊。如果确实是自发性气胸，那么王同学的患侧呼吸音应当出现减弱甚至消失，这就足以支持你的诊断。只不过你刚刚作出这个动作，老师就一把抓住了你的手腕。

老师　在给患者听诊之前，要把听诊器握在手中暖一暖再往患者身上放，这样才能让患者感受稍微好一点儿。医者的人文关怀往往体现在细微之处。

学生　老师，这件事儿你之前和我说过。但是这位王同学就穿了一件薄薄的T恤衫，不会影响听诊，我隔着衣服听诊绝对不会让他感觉到冰凉。

老师　刚才没有暖听诊器，那是第二个错误。你的第一个错误是查体顺序不对。体格检查必须按照"视触叩听"的顺序进行。视诊的基本要求就是充分暴露检查部位，查体有这样规范化的要求并不是没有原因的。

规范的体格检查能够保证查体的质量，做到不漏项和结果准确，并且最大程度地保证查体的效率，同时还减少了患者的不适和不必要的体位变换。

准备好了之后，你可以给这位王同学查体了，重点和我说一下他的胸部查体结果。

学生　好的，王同学胸部查体结果是胸廓无畸形，双侧胸廓呼吸动度均等，右侧叩诊呈鼓音，右肺呼吸音消失，左肺呼吸音稍粗，未闻及干湿性啰音。

老师　非常好。那么，现在你对王同学的病情是如何分析的？

学生　首先，我不认为王同学所患的是胸壁疾病。查体的时候我没有看到带状疱疹、皮炎等疾病表现，我们能初步排除胸壁疾病。但是需要注意的是，有时候带状疱疹的疼痛出现在皮肤症状之前。不过，这类疾病通常不会引起喘憋，所以可能性很低。

其次，王同学所患的也不像是心血管疾病。王同学很年轻，不吸烟、不饮酒，没有高血压等其他心血管疾病的危险因素。心肌梗死会出现胸痛、胸闷、呼吸困难等临床表现，但对王同学来说实在不太符合。我们不能完全忽视肺栓塞和主动脉夹层的可能性。肺栓塞可以突然起病，出现呼吸困难、胸痛，但往往下肢深静脉血栓的证据，常见于下肢静脉炎、心房颤动、骨折、长期卧床的老年人；主动脉夹层患者往往有高血压病史，而对于这位王同学来说这两种疾病的可能性均比较小。

再次，纵隔疾病，如纵隔炎，通常伴随着高热、寒战等症状，与王同学的表现并不符合。其他的疾病，如食管疾病，也没有相应的病史支持。

最后，我们需要重点考虑呼吸系统疾病，如胸膜炎、自发性气胸等。由于患者有憋气不适，但查体没有大气道梗阻的"三凹征"等表现，我们还要考虑小气道疾病，如哮喘与慢性阻塞性肺疾病，它们也可能造成气促和呼吸困难。但是哮喘患者往往有反复发作的病史，慢性阻塞性肺疾病的病程一般很长，而且是逐渐加重的，对于这位年轻的、既往身体健康的王同学来说，不做重点考虑。

老师 非常好。接下来，我们再结合查体结果，"右侧叩诊呈鼓音，右肺呼吸音消失"这些信息能告诉我们什么呢？

学生 "右侧叩诊呈鼓音"说明右侧胸腔有大量气体，"右肺呼吸音消失"说明右肺功能出现了问题。老师，你能讲一下出现这种情况的机制吗？

老师 能提出这样的问题非常好，说明你开始关注病理生理变化与临床症状之间的联系了。

首先我们要清楚胸膜腔的概念。所谓胸膜腔，是一个潜在的腔隙，换句话说，在正常的生理情况下，这里不应该存在大量气体。

你可以拿一个塑料袋，挤净里面的空气，然后扎上口。左手握成拳头顶在塑料袋上，右手掌摸着塑料袋的另一面。你可以把拳头想象成肺，手掌想象成胸壁，而塑料袋的里外两层就是胸膜。正常情况下，塑料袋中没有空气，只有一点儿液体起到润滑作用，当胸壁活动的时候，就会带动壁层胸膜一起活动，由于此时胸膜腔中没有气体，一旦受到牵拉就会形成负压，负压会自然带动脏层胸膜一起活动，而脏层胸膜又和肺紧贴在一起，进一步引起肺扩张。这样一来胸壁运动就带动了肺的舒张和收缩，人的呼吸运动由此产生。正常情况下，胸膜腔中不应该存在气体，能够形成负压是呼吸运动的重要环节。

明白了这个原理就很容易想到，一旦塑料袋中存在气体，壁层胸膜活动的时候就不会在胸膜腔中形成负压，自然也就无法带动肺的舒张和收缩。一侧胸腔出现气胸，另一侧肺功能正常的患者虽然不会在短时间内出现生命危险，但毕竟是呼吸功能受到了严重影响，所以会出现喘憋症状。

同时，胸膜腔中聚集了大量气体，叩诊时会出现鼓音。也正是由于这些气体的存在，肺内的呼吸音无法传导至胸壁外，所以我们在听诊的时候会遇到呼吸音消失的情况。

到目前为止，患者的临床表现和体格检查都符合自发性气胸。我们也基本排除了其他疾病，可初步诊断为自发性气胸。你可以看到，虽然我也是很快得到了自发性气胸的结论，但是我关于这个诊断的思路并不是简单地由症状直接到达病因，而是经历了完整的"减法"过程。尽管在刚刚，我用了很长时间和你讲述我的诊断思路，但是在临床实际工作中，这个过程在你的大脑里也应该像我一样，是短短的一瞬间。

学生 那么我们现在可以确诊了吗？

老师 保险起见，我们还应该拍胸片证实一下。

临床情境三

王同学进行了胸部 X 线检查，提示右侧气胸，肺压缩约 50%。

学生 现在明确诊断没有问题了，但我有个问题，胸片不能立体成像，这个"肺压缩约 50%"是如何计算出来的呢？

老师 事实上，我们可以通过胸片大致估算气胸的严重程度。在肺门水平侧胸壁到肺边缘的距离为 1cm 时，气胸大约是单侧胸腔容量的 25%，距离为 2cm 时，这一数据约为 50%。通过这样的估算，我们可以说，从侧胸壁到肺边缘的距离 ≥ 1cm 时是大量气胸，< 2cm 时是小量气胸。

学生 咱们折腾了这么久，最后还是要靠胸片来确诊，既然是这样的话，只要遇到胸痛、喘憋的患者，就直接让他们去拍胸片不是更快吗？进行体格检查岂不是花费了更多的时间，对于疾病的诊断来说，节省了这一步会不会更便捷呢？

老师 这是一个重要的问题。随着科技的进步，各种检查越来越准确，花费的时间也越来越少，我们很难预测未来科技会发展到哪一步。如果在未来的某一天，真的出现了一种仪器，可以在极短的时间里，如几秒之内，就对人体进行全面扫描，了解和病情相关的一切情况，那么医生所进行的体格检查确实有可能被取代。

但是在现有的科技水平下，还远远做不到这一点。体格检查对于医生来说还是非常重要的基本功和诊断的必备步骤。

我们还以气胸为例，这位王同学的自发性气胸虽然较重，但还没有达到短时间内危及生命的地步。但对于部分气胸患者来说，确实存在着危及生命的风险，如张力性气胸。现在我考你一下，什么是张力性气胸？

学生 所谓气胸，某种程度上说就是胸膜出现了破口，气体进入胸膜腔。张力性气胸就是破口形成了一个单向活瓣。吸气的时候胸腔扩大，胸膜腔压力变小，空气进入胸膜腔；呼气的时候胸膜腔压力虽然增大了，但是活瓣阻止了胸膜腔的气体流出，这样就会导致气体只能单向流入胸膜腔。

如此往复，胸膜腔中的压力越来越大，不仅引发喘憋的问题，更有可能导致纵隔移位，影响到循环系统的功能。

老师 很好，看来对于胸外科的疾病你学得比较扎实。那么你肯定已经知道，张力性气胸需要迅速诊断、紧急处理。在这种情况下，让患者进行影像学检查以明确诊断反倒可能真正延误病情。面对这样的患者，医生需要果断，必须在第一时间进行胸膜腔穿刺，而且还要学会因陋就简。如果不能第一时间拿到胸穿包，哪怕是手头只有一个注射器，也要尽快进行胸膜腔穿刺。

学生 刚才你还说诊疗过程中要严格遵守规范，怎么现在又说可以因陋就简了？

老师 临床的诊断和治疗始终是一个权衡利弊的过程。

如果通过医生的诊治，判断病情不会在短时间内危及患者生命，我们当然要严格遵守诊疗规范，做到确诊，防止漏诊和误诊，这是对患者的负责。但是在特殊的紧急情况下，保障患者的生存才是第一位的。如果放弃了这个前提，所有的诊疗规范自然也就没有意义了。

不管是在实习阶段，还是在规培过程中，你都是在教学医院完成学习的。教学医院的诊疗水平相对较高，科室设置完善，在遇到问题的时候可以很容易地实现多科室协作。简单地说，你是在一个条件比较好的环境下学习医学知识的。

当你真正成为一名医生的时候，不管在不在医院，你都是一名医生。在我们的日常生活中，或者在一些抢险救灾的紧急工作中，很难具备完美的条件，但即便如此，我们还是要尽可能救治患者。

可以这么说，在医院的环境中、在患者的病情不那么危重的情况下，我们的诊疗行为应当做到尽善尽美。但是如果在患者病情危重，或者客观条件不允许的情况下，我们为了抢救患者的生命，有一些常规是值得被打破的。

所有刺激胸部感觉神经的因素都能导致胸痛，而胸部感觉神经包括肋间神经感觉纤维、支配动脉的交感神经纤维、支配气管和支气管的迷走神经以及膈神经的感觉纤维。这些疾病包括胸壁疾病、心血管疾病、呼吸系统疾病、纵隔疾病，还有胸腹腔一些其他脏器的疾病。

规范的体格检查能够保证查体的质量，做到不漏项和结果准确，并且最大程度地保证查体的效率，同时还减少了患者的不适以及不必要的体位变换。

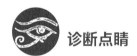 **诊断点睛**

诊断的过程是从症状推导病因，我们应该尽可能全面地考虑到在症状出现的部位所有可能发生的疾病。

当你第一次接诊患者的时候，不应该有先入为主的观念，而是应该罗列所有的可能性，逐一排除。

临床的诊断和治疗始终是一个权衡利弊的过程。在患者的病情不那么危重的情况下，我们的诊疗行为应当做到尽善尽美。但是如果在患者病情危重，或者客观条件不允许的情况下，我们为了抢救患者的生命，有一些常规是值得被打破的。

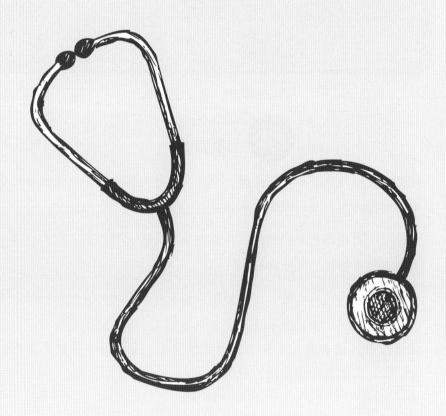

发热、咽痛

你目前在心内科轮转，一天早上，你正准备跟带教老师去查房。经过护理站时，护士对你说："李爷爷又来了，还是归你管"。你不由得想起两个月前刚到心内科轮转的时候，这位体型微胖、笑容慈祥的老爷爷就在这里住院。

这位李爷爷患冠心病十几年了，每隔一段时间就会拎着他的手提包到医院开药，而且隔上几个月就会住院治疗一段时间，可以说他和心内科的医生、护士都非常熟悉了。只不过这次间隔的时间有点儿短，离上次出院才一个月出头儿，李爷爷就又拿着住院单来到了病房。

你觉得李爷爷和你很熟，他的病史你也很了解，于是自告奋勇要进行病史采取和体格检查。带教老师默默地跟着你，看着你完成了上述工作。

老师 现在你先汇报一下病情吧。

学生 李爷爷冠心病、心绞痛的病史已经有 12 年了。他两天前出现活动后胸痛，这对他来说已经是轻车熟路了，舌下含服硝酸甘油 5 分钟后胸痛缓解。不过，今天早晨李爷爷出现了发热、咽痛，吃早饭的时候疼痛强烈了一些，他同样服了硝酸甘油，但症状没有缓解，过了不久，咽痛更加厉害了，李爷爷还觉得呼吸费力，这才一大早连早饭都没吃完就到医院就诊。门诊诊断为"上呼吸道感染、冠心病、心绞痛"收住院治疗。

我对李爷爷进行了体格检查：体温 38.2℃，呼吸 25 次 /min，脉率 85 次 /min，血压 125/85mmHg。李爷爷神志清楚，但回答问题时有些断续，他觉得自己有些"气不够用"，但我给他测了指氧饱和度还不错，是 95%。他的咽部稍充血，双侧扁桃体无肿大，双肺呼吸音清，未闻及干湿性啰音。心界不大，心率 85 次 /min。门诊心电图提示左胸导联 ST 段轻度压低，T 波低平。

在查体过程中，根据我的观察，李爷爷的呼吸确实显得比较费力，但总的来说我认为门诊医生的诊断是正确的，这时候应该给予患者抗感染、扩张冠状动脉以及对症治疗。

对了老师，刚才我给李爷爷查体的时候，瞥见你和旁边的护士小声交代了几句，是有什么情况需要紧急处理吗？从门诊的心电图看，并不符合急性心肌梗死的表现呀。

老师　我叫了个急会诊，我们一会儿重点说这件事。

现在，我们接着分析李爷爷的病情。冠心病、心绞痛的诊断是没有问题的。但是关于咽痛这个新出现的症状，还是应该引起我们足够的重视，因为李爷爷的症状和体征不相符。

患者有非常明显的咽喉疼痛，已经严重到了不能吃完早饭的地步。如果是上呼吸道感染，那么在查体时应该看到比较明显的咽部红肿。但是在查体时，这样的体征并不明显。就像我刚才说的那样，症状与体征不符。我们一定要弄清楚出现这种情况的原因。咽部查体没有明显阳性体征，说明问题出在我们常规查体看不到的部位。所以我刚才请了耳鼻咽喉科急会诊，希望能够帮助我们明确诊断。

学生　既然请了急会诊，可见你已经有了某些针对性的考虑，老师你认为病情确实有这么急吗？

老师　或许真的就是这么急。医学生在学习的过程中很容易形成这样的概念，心内科、普外科、骨科这些属于"大"专业，而耳鼻咽喉科属于"小"专业。当自己在进行职业规划的时候，如果已经决定不从事这些所谓的"小"专业，有些学生对于这方面课程的学习往往以及格为目标，客观上忽视了对这些专业的学习。毕竟，把更多的时间和精力投入自己未来想从事的专业才更容易有所收获。

这么想也没错，但是请记住，医学专业并没有所谓的"大小"之分。人体是一个整体，专业的划分仅是因为科技进步太快、信息量太大，一个人的精力不足以掌握医学领域的全部知识，这才有了专业划分，让我们能利用自己有限的精力，在相对较小的领域研究得更加深入、更加细致。

在诊断的过程中，我们面对的是一个完整的人，而不是被分到某个专业领域的特定疾病。尽管我们面对的是一位在心内科长期治疗的患者，但如果他身上发生的症状无法用心内科的疾病很好地解释时，就需要引起我们足够的重视。医学各专业的知识都值得我们投入时间和精力，尤其是在规培阶段，更是要对人体和疾病有一个全面的认识。

在李爷爷的案例中，引起我重视的关键点是"上呼吸道感染"这个诊断，这个诊断太"轻松"了，不足以解释患者的症状和体征之间存在的矛盾，我怀疑这个诊断的正确性。如果细心回忆的话，你在耳鼻咽喉课上一定听老师讲过这样的内容：对于剧烈咽喉疼痛，吞咽时加重，而查体没有明显异常的成人患者，要警惕急性会厌炎，这时间接喉镜检查是非常有必要的。

千万不要忘记，任何一个专业所涉及的病种都有可能危及患者的生命。今天遇到的李爷爷，我警惕的就是急性会厌炎。急性会厌炎很容易在短时间内导致患者死亡，必须引起足够的重视。

急性会厌炎的狡猾之处在于：无论诊断时病情表现如何，都有可能迅速恶化。所以应该尽早请熟悉气道保护的专科医生会诊，即使最终证明无此必要，也好过观察到恶化征象后再请会诊，因为到那时可能已经无法及时控制气道了。

这就是为什么在你查体的时候，我就已经请了耳鼻咽喉科的急会诊。

临床情境二

正在这时候，耳鼻咽喉科的医生拿着喉镜和气管切开包急匆匆地走了进来。你的带教老师也已经嘱咐护士把抢救车推了过来。耳鼻咽喉科医生经过喉镜检查发现，李爷爷会厌充血、肿大，符合急性会厌炎的临床表现。病房护士已经为患者进行了完整的心电监护，耳鼻咽喉科医生坐在床旁观察患者的生命体征和症状变化。

学生 现在我们应该进行怎样的处理呢？

老师 急性会厌炎的凶险之处在于它会导致会厌局部水肿、阻塞呼吸道，进而引发窒息，严重的时候在几个小时内就会导致患者死亡。为了控制病情发展，可以考虑使用糖皮质激素或肾上腺素。同时，由于急性会厌炎是感染性疾病，针对可能的病原体，应当及时使用经验性抗生素治疗。刚才你在查体的时候就已经注意到，在这么短的时间里，李爷爷的呼吸频率已经略有加快，而且现在呼吸略显费力，这更应该高度警惕病情加剧。

学生 虽然急性会厌炎很凶险，但好在咱们诊断及时、准确，现在只要及时用上糖皮质激素和抗生素，应该不致出什么问题吧？为什么耳鼻咽喉科的老师看起来像是要留在这里继续观察患者的情况呢？

老师 是的，这一点很有必要。对于急性会厌炎这样的潜在重症，不能认为用上了激素就万事大吉。事实上，糖皮质激素在急性会厌炎的治疗中地位比较尴尬，目前糖皮质激素对急性会厌炎患者有益的直接证据少之又少。回顾性研究显示，糖皮质激素治疗并未缩短急性会厌炎患者的住院时间、插管持续时间或 ICU 治疗时间。所以我们要记住，对于急性会厌炎而言，气道管理是第一位的，即使我们已经应用了激素和抗生素，依然要密切观察患者的呼吸情况，患者的病情可能迅速恶化。如果患者的呼吸情况没有改善的趋势，很可能需要进行气管切开术。

学生 原来急性会厌炎这么凶险。不过咱们已经准备好了抢救车，随时可以进行气管插管，为什么一定要进行气管切开呢？相比而言，气管插管对患者的创伤更小啊。

老师 这种情况下，气管插管不能替代气管切开。急性会厌炎窒息发作的时候声门周围会被水肿的黏膜堵塞，插管的成功率很低。也就是说，气管插管不足以作为患者的安全保障。在这种情况下，一定要时刻准备进行气管切开术。

现在我们总结一下。如果回头看，这个病例并不复杂，但是做事后诸葛亮很容易，在接诊患者的时候能敏锐地发现急性会厌炎的可能性就未必那么简单了。毕竟我们在进行诊断时应该首先考虑那些常见病，因此"低热、咽痛"这样的常见症状很容易被诊断为上呼吸道感染。

对于大部分患者来说，这样的诊断没错。但是想要识别众多看似平常的患者里的急危重症患者，就需要我们保持一颗警惕心，永远要避免先入为主的观念。对于一些很熟悉的患者，由于我们对他们的既往病史很了解，很容易自觉或不自觉地把他们的病症朝着熟悉的"套路"考虑，而忽视了这些新近出现的、较为轻微的症状，这其实是巨大的风险隐患。

请记住，哪怕是反复就诊的慢性病患者，我们也要在每次接诊时重新对他的病情进行系统分析，这样才能避免漏诊和误诊。

特别是急性会厌炎这种疾病，尽管属于耳鼻咽喉科的诊疗范围，但还是那句老话，患者主观感受到的只是症状，他们既没有能力，更没有责任去选择正确的专业科室就诊。在我们的临床工作中，很有可能遇到那些并非属于自己本专业，但极其重要，同时又容易误诊的疾病。

我们这次碰到的李爷爷的情况正是如此，如何在这种危急情况下作出正确的选择和判断是非常考验医生诊断水平的。急性会厌炎进展极快，如果不能在第一时间明确诊断并完善气道管理，那么当患者病情快速加重时，即便最终得到了正确的诊断，也会错过救治患者的最佳时机。

因此，我再一次提醒你，要珍惜在规培阶段每一个科室的轮转机会，在这个阶段你掌握的每一种疾病知识，都有可能在未来发挥作用。

在积极治疗并观察病情一小时之后，李爷爷的症状并没有明显缓解，呼吸困难又有所加重，于是耳鼻咽喉科医生及时进行了气管切开术。尽管经受了这样一项创伤性操作，但是患者的呼吸道通畅得到了保障，目前呼吸平稳、顺畅。

老师也终于有时间坐在办公室，与你一起对这个病例进行更深入的讨论。

学生 老师，在耳鼻咽喉专业的诊疗范围内，还有没有和急性会厌炎同样危急的疾病呢？

老师 有的。急性喉炎同样非常危险，可能在短时间内危及患者的生命。急性喉炎往往发生于感冒之后，在这种情况下，鼻塞、流涕、咽痛等感冒症状均会出现，同时也会出现畏寒、发热、乏力等全身症状。这些都是上呼吸道感染的常见症状，因此也容易被我们忽视。急性喉炎还有一些典型症状，其中最主要的就是声音嘶哑。一开始患者的声音粗糙低沉，之后变得沙哑，严重的患者甚至说不出话来。对于这些症状，同样需要引起重视，一旦发现，要在第一时间进行间接喉镜检查。

学生 这下我记住了，急性会厌炎和急性喉炎都十分凶险，要有足够的警惕性，气管切开术在治疗上意义重大。

老师 其实不仅是在这两种疾病中气管切开术的应用很广泛，这项操作的目的是开放颈段气管，也就是说，在颈段气管以上，不管由于任何原因出现了呼吸道梗阻，都可以通过气管切开术来保障患者的呼吸。对于部分下呼吸道分泌物潴留的患者来说，气管切开术可以更有效地进行吸痰，保持呼吸道通畅。

说起来，影星伊丽莎白·泰勒就曾经被气管切开术挽救了生命。不过这不重要，我先考你一下，异物导致的急性上呼吸道梗阻应该如何处理？

学生 如果是在吃东西的时候噎住了，可以选择海姆立克急救法。

老师 很好，海姆立克急救法非常值得一说，因为它比气管切开术应用得更广泛。这项技术出现在 20 世纪 70 年代，由美国医生海姆立克发明。在此之前，患者如果被异物堵塞上呼吸道，人们往往采用拍打后背的方式进行急救。但海姆立克医生认为这样不但无效，反而容易让异物进入呼吸道更深的位置。

于是他通过反复实践，提出了海姆立克急救法。其原理是对腹部施以较大冲击，促使膈肌上抬，压缩胸腔体积，利用肺部残留的气体形成气流，把呼吸道异物冲出来。

对于成年患者来说，施救者站在患者的身后，从背后双手环绕抱住患者腹部，同时一手握拳，拳心向内压在患者的肚脐和肋骨之间。另一只手掌按在拳头上，双手急速用力向上挤压。挤压动作可以反复操作，直到患者把异物吐出来。

海姆立克急救法应用在未成年人身上的时候，也有拍打背部的动作，但是请注意，海姆立克急救法的原理是利用肺部的残留气体，而不是单纯地用手掌击打背部。对于三岁以下的孩子，一定要注意使其头部朝下。

海姆立克急救法的应用范围非常广，很多医生正在积极地向大众推广这种急救方法。这种简单的手法能够使大量的上呼吸道梗阻患者得到有效救治，如美国著名影星伊丽莎白·泰勒，就曾经被海姆立克急救法挽救了生命。

学生 这两位名叫伊丽莎白·泰勒的影星是同一个人吗？

老师　你听得很细心啊，确实是同一个人。她不仅获得了两次奥斯卡最佳女主角奖，而且在 20 世纪 80 年代投身于公益事业，致力于艾滋病的防控。但这些都不是现在讨论的重点，我是想告诉你，气管异物导致上呼吸道梗阻的情况非常常见，伊丽莎白·泰勒作为女明星，她的健康状况得到了人们的广泛关注，而那些没有被关注的普通人，他们的健康同样需要被我们关注。对于医生来说，不仅是自己需要掌握海姆立克急救法，还应该尽可能地向大众进行宣传教育，让更多的人掌握这项必备的急救技能。

学生　如果使用海姆立克急救法后效果不好，或者是在急性会厌炎患者病情加重的情况下，除了气管切开术，还有其他的抢救措施吗？

老师　这个问题问得非常好，尤其是在医院以外无法进行气管切开的情况下，我们还可以采用环甲膜切开术。

回想一下解剖学知识，环甲膜在甲状软骨和环状软骨之间，前面没有坚固的组织，后面就是气管，而它只是一层脆弱的薄膜，穿透它不会伤及重要脏器。如果是在医院进行这项操作，你要迅速摸清甲状软骨和环状软骨的位置，在这两个软骨之间做一个长度为 3 ~ 4cm 的横行切口，分离颈前肌层。之后横行切开环甲膜，并置入气管套管。但是请注意，环甲膜切开术只是暂时性的急救方法，插管时间不应超过 48 小时。患者的呼吸困难症状缓解之后应该进行常规的气管切开术。

如果是在院外极端紧急的情况下，如车祸现场，患者存在严重的头面部外伤，同样可能造成上呼吸道梗阻。在这种情况下，哪怕没有消毒器材，哪怕没有手术刀和注射器，也应该就地取材，找到手边能拿到的任何锐器进行环甲膜切开术，这同样是挽救患者生命的重要手段。

学生　老师，我想问一个单纯源自好奇心的问题。不管是耳鼻咽喉科医生，还是麻醉科医生，对气管切开术都操作得非常熟练。要是这俩专业的医生平时随身带着气管切开包，是不是他们经常会在饭店给别人进行气管切开术呢？

老师　这个问题确实单纯出于你的好奇心，没什么现实意义。每位医生都有自己注册的执业地点，拎着气管切开包到处乱跑不符合相关法律法规。

但是在医学历史上，还真的有这么一位极具传奇色彩的女医生，她随身携带气管切开包，而且救活了十几个人，她就是美国麻醉医生维吉尼亚·阿普加（1909—1974）。当然，她对医学最重要的贡献是发明了阿普加评分，对于评估新生儿是否存在窒息以及窒息的严重程度具有重要意义。

阿普加医生的故事告诉我们，保证呼吸道通畅的抢救技术非常重要。但对于你来说，好好掌握海姆立克急救法和环甲膜切开术就可以了，别总惦记拎着气管切开包到处乱跑。

重点整理

急性会厌炎的凶险之处在于它会导致局部水肿、阻塞呼吸道，进而引发窒息，严重的时候在几个小时内就会导致患者死亡。

急性会厌炎的狡猾之处在于：无论诊断时病情表现如何，都有可能迅速恶化。所以应该尽早请熟悉气道保护的专科医生会诊，即使最终证明无此必要，也好过观察到恶化征象后再请会诊。

 诊断点睛

患者主观感受到的只是症状，他们既没有能力，更没有责任去选择正确的专业科室就诊。在我们的临床工作中，很有可能遇到那些并非自己本专业，但极其重要，同时又容易误诊的疾病。

海姆立克急救法的应用范围非常广泛，很多医生正在积极地向大众推广这种急救方法。

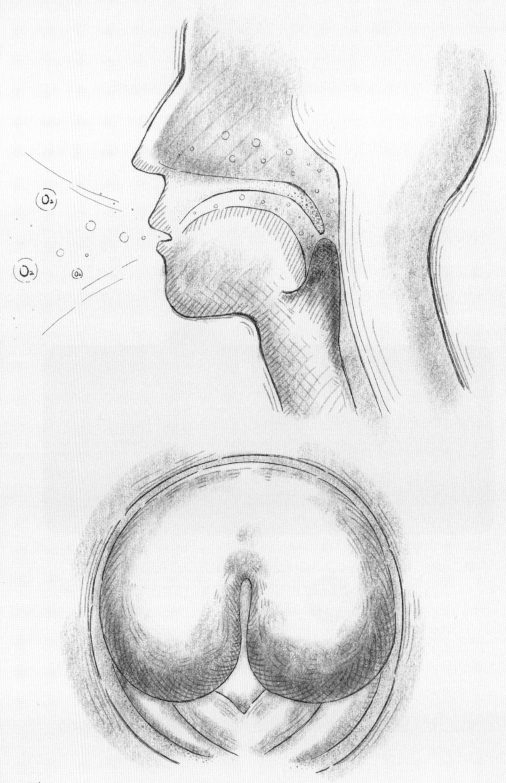

发热、咳嗽、咳痰

有一天，急诊科来了一位 46 岁的男性患者欧阳先生。欧阳先生表示，自己在过去两个多月的时间里间断发热，伴有咳嗽、咳痰，自觉体温并不太高。欧阳先生认为这种情况是比较顽固的"感冒"，由于工作忙，并没有太重视。

今天上午吃完饭以后，欧阳先生再一次出现咳嗽，还连着"吐了两口血"，之后吐的痰液里也有血。这时欧阳先生才感觉有点儿害怕，赶紧把痰液用塑料袋装好带到医院，希望能知道自己究竟得了什么病。

老师将欧阳先生安排在独立病房隔间，在接诊这位发热和"吐血"的患者之前，老师提示你做好个人防护。于是你戴上 N95 口罩，走进欧阳先生的独立病房隔间，完成了相关问诊。

老师　关于欧阳先生的症状，你有什么看法？

学生　患者所谓的"吐了两口血"，其实是指经口腔排出血液。这种情况下，出血有可能来自消化系统和呼吸系统，通过问诊和观察患者"吐出"的血液性质，可以先判断是呕血还是咯血，这对诊断具有重要的意义。

老师　很好。患者对于症状的描述未必都是准确的，我们当然不能强求患者用医学术语来描述自己的病情。在诊断过程中，明确患者的真实症状是非常有必要的。

关于咯血和呕血的区别，我们在诊断课上早就学过，现在不妨简单回顾一下。咯血是呼吸系统出血，呕血是消化系统出血，由于出血位置不同，所以临床表现也就有所区别。

咯血是呼吸系统出血，咯血前症状也和呼吸系统相关，会出现喉部瘙痒、胸闷和咳嗽。对于呼吸道来说，不管是外来的异物，还是自身的出血、痰液，都属于异物，而咳嗽是呼吸系统排出异物的自我保护机制。也就是说，呼吸系统出血不会长时间积存，很快就会被排出，所以血液性质是鲜血，出血方式是咯出，同时还会混有痰液和泡沫。

呕血则不同，呕血是消化系统出血，所以呕血之前通常会有上腹部不适、恶心、呕吐等消化系统症状。呕血的出血方式是呕出，患者有时会呈现喷射性呕吐。由于消化系统的功能是消化其中的内容物，血液在其中也会被消化，因此呕出的血液通常呈暗红色或者棕色。当然，如果在消化系统出血后很短的时间内就出现呕血，那么血液也有可能呈现鲜红色。同时，由于呕血是经由消化系统排出的，所以消化系统中的残留物，如食物残渣和胃液也会一起排出。

还需要注意的一点是，不管是咯血还是呕血，都不可能以一种方式把血液全部排出，残留的血液会以其他方式逐渐排出。对于咯血患者来说，通常会在咯血之后出现一段时间的血痰；对于呕血患者来说，未能呕出的血液会经由消化系统以大便的形式排出，所以患者会出现一段时间的黑便或柏油样便。但以大便性状改变判断咯血和呕血是不够准确的，毕竟在咯血量比较大的情况下，患者有可能将血液吞咽进消化系统，于是也会出现黑便。

那么，从我们目前了解到的情况判断，欧阳先生究竟属于咯血还是呕血呢？

学生 欧阳先生有咳嗽病史，这次也是在咳嗽之后出现出血症状。从他带来的痰液看，出血性质是鲜血，而且和痰液混合在一起。从这些信息判断，欧阳先生是咯血而不是呕血。

老师 那么现在我们应该从哪几个方面进行诊断呢？

学生 你刚才说过，咯血是呼吸系统出血，所以我们应该从呼吸系统疾病入手，也就是从支气管疾病和肺部疾病两个方面入手。先考虑常见病，排除之后再考虑罕见病。

从咯血症状出发考虑问题，常见的支气管疾病包括支气管扩张、支气管肺癌和慢性支气管炎等。常见的肺部疾病包括肺结核、肺炎和肺脓肿。接下来我们应该首先针对这几种疾病为患者安排检查。

老师　思路很清晰。不过还要想到，虽然出血的部位在呼吸系统，但有可能是全身性疾病引起肺部病变，进而引起咯血。所以我们还要考虑两种情况，一是心血管疾病，二是全身性疾病。

对于心血管疾病来说，二尖瓣狭窄、肺动脉高压、肺栓塞和肺血管炎都会导致肺淤血，进而造成肺泡壁或支气管内膜毛细血管破裂，以及支气管静脉曲张破裂。

另外，患者如果存在凝血功能障碍或血管损害，也可能在身体局部引起出血症状。因此我们还要考虑血液病、急性传染病、血管炎和结缔组织病。

不少血液系统疾病会引起凝血功能障碍，如白血病、血友病、血小板减少性紫癜、再生障碍性贫血。一些急性传染病也会造成凝血功能障碍，如流行性出血热。

现在我们已经理清了思路，对于咯血的病情应该从四个方面考虑，分别是支气管疾病、肺部疾病、心血管疾病，以及全身性疾病的局部表现。

至于这位欧阳先生的诊断究竟是什么，我们还需要更多的信息。

临床情境二

根据老师的提示，你又对欧阳先生进行了补充问诊，同时完成了体格检查。T 38.1℃，P 70 次/min，R 18 次/min，BP 120/80mmHg，患者精神稍差，胸廓对称无畸形，无肋间隙增宽或变窄，双侧呼吸动度一致。双下肺叩诊呈浊音，听诊右肺呼吸音粗，可闻及干湿性啰音。心脏查体未见明显异常，腹部无压痛，双下肢无明显水肿。

学生 老师，经过问诊和查体，我对欧阳先生的病情有了更多的了解，现在思路也基本清楚了。

首先，在询问病史的过程中了解到，欧阳先生在发病期间并没有出血倾向，因此导致出血的全身性疾病的可能性比较小。其次，心脏查体未见明显异常，可以初步排除心血管疾病。因此考虑呼吸系统疾病可能性较大。

胸部查体可见双下肺叩诊呈浊音，听诊右肺呼吸音粗，可闻及干湿性啰音，提示病变位于肺部。目前已经大大缩小了诊断范围，比较大的可能性是支气管扩张、肺结核和肺癌。考虑到患者存在低热症状，肺结核的可能性更大一些，因此接下来的检查应该侧重于肺结核的确诊。

老师 很好，诊断思路非常清晰。肺结核是一种古老的疾病，随着城市化进程的加快和民众营养水平的提高，在城市中肺结核的发病率已经呈现下降趋势，但这种古老的疾病并未消失。

一般来说，如果患者出现以下症状，需要警惕肺结核的可能性。

第一，反复发作或迁延不愈的咳嗽、咳痰，或呼吸系统感染经过抗生素治疗3～4周仍然没有改善。

第二，痰中带血或咯血。

第三，长期低热或所谓"发热待查"。

第四，体格检查发现肩胛间区有湿啰音或局限性哮鸣音，这是由于肺尖是肺结核比较典型的发生部位。

第五，有结核病诱因或好发因素，尤其是糖尿病、疾病导致的免疫功能低下、接受糖皮质激素或免疫抑制剂治疗者。

第六，有关节疼痛和皮肤结节性红斑等变态反应性表现。

第七，有渗出性胸膜炎、肛瘘、长期淋巴结肿大等既往史，或者有家庭开放性肺结核密切接触史。

对照上述情况，欧阳先生的确有不少符合的地方，因此你怀疑肺结核是很合理的。接下来我们应该进行哪些检查来明确肺结核这个初步诊断呢？

学生 首先，应该安排患者进行影像学检查，如胸部 X 线或 CT。影像学检查不但可以对肺结核、支气管扩张和肺癌进行鉴别诊断，还能区分不同类型的肺结核。在影像学上，原发性肺结核、急性血行播散性肺结核，以及继发性肺结核的表现各具特色。

其次，应该安排患者进行痰结核分枝杆菌检查。这是目前诊断肺结核高特异性的检查，既然我们高度怀疑欧阳先生有肺结核，这个检查就必不可少。痰结核分枝杆菌检查采用涂片检查法或细菌培养法，涂片抗酸染色镜检快速、简便。我国非结核分枝杆菌尚属少见，如果该检查结果呈阳性，则肺结核的诊断基本可以成立。

最后，应该安排患者进行结核菌素试验。这项检查在课堂上老师可没少讲，但其实我一直有个疑问，这项检查特异度很低，既然已经有了痰结核分枝杆菌检查这种特异度高的检查方法，那么继续进行结核菌素试验还有什么意义呢？

老师 你说结核菌素试验的意义不大，某种程度上也没错。我先给你讲下结核菌素试验的来历。这项检查历史悠久，在 19 世纪末，伟大的德国医学家科赫对肺结核进行了研究，他将结核分枝杆菌培养后浓缩提取，制备成了结核菌素。当时科赫发现，小白鼠感染结核分枝杆菌两个月之后，如果再次感染，它们的病情反而会好转。于是科赫认为，结核菌素可以用来治疗肺结核。

在今天的我们看来，这样的思路很奇怪，让患者重复接触感染源当然不会起到治疗的作用。但科赫当时急于超过自己的老对手巴斯德，渴望作出成绩，在还没有严格证实结核菌素治疗效果的情况下就向社会公布了这项成果。当时欧洲各国都认为这是一个划时代的发现，认为人类距离彻底战胜肺结核不远了。

但是很快人们就发现，结核菌素不但没有治疗效果，反而会加重患者的病情。这个曾经的"伟大发现"变成了一场闹剧，而科赫的形象也因此受到了很大的损害。这就是结核菌素的由来。

结核菌素虽然没有治疗效果，但是对诊断肺结核很有帮助。肺结核患者在接触结核菌素的时候会发生迟发型超敏反应。在皮下注射结核菌素之后，如果患者确实患有肺结核，就会出现明显的硬结，甚至会有水疱和坏死。因此结核菌素试验对于诊断结核病很有价值。当然，这项检查所用的试剂也在不断改进，目前国际通用的是结核菌素纯蛋白衍生物，缩写是 PPD。

在结核菌素试验出现的 30 年之后，出现了对抗结核病的新武器——卡介苗。卡介苗是使用牛分枝杆菌生产的减毒活疫苗，能促使人体对结核分枝杆菌产生免疫力。从结核菌素试验和卡介苗的原理不难想到，接种卡介苗的人如果进行结核菌素试验，也可能出现迟发型超敏反应。也就是说，对接种过卡介苗的人，结核菌素试验存在假阳性的可能。现在，卡介苗已经是常规接种的疫苗，所以结核菌素试验的假阳性率非常高，特异度很低，对于诊断结核病的价值相对比较低。

但就算是这样，在现阶段的临床实践中，我们仍然不能全面否定结核菌素试验的价值。

学生 老师，除了这些检查以外，我们还有什么需要进行的检查吗？

老师 当然有。诊断结核病还有一些新型的试验手段，如 γ 干扰素释放试验。这项试验的原理是当对结核分枝杆菌致敏的 T 细胞再次接受结核特异性抗原刺激后，活化的效应 T 细胞能够产生 γ 干扰素，由此能够诊断结核病。

另外，不能把鸡蛋放在同一个篮子里，即便患者的临床表现再符合某种疾病，我们依然需要对它进行鉴别诊断。对于欧阳先生而言，我们都觉得他所患的疾病像肺结核，但除了这个考虑外，还需要安排其他一些检查项目，如痰普通细菌培养，以排查其他类型的感染。

临床情境三

完善检查之后，欧阳先生的胸部 X 线片显示右肺上叶可见斑片、条索状影，边缘部分欠清晰，密度不均一；纵隔内未见肿大的淋巴结。痰涂片抗酸染色阳性。血 γ 干扰素释放试验阳性。痰普通细菌培养：未见细菌生长。

欧阳先生的各项检查均符合肺结核的诊断。明确诊断后，欧阳先生被转诊到肺结核定点收治医院进行规范化治疗，他所在的独立病房隔间也进行了彻底的灭菌消毒。

学生 老师，我想起在最初接诊欧阳先生的时候，你就安排了相对独立的接诊区域，并嘱咐接诊的医护人员做好防护，这一点我也受益匪浅，事实证明欧阳先生是"痰涂阳"的开放性肺结核。对于潜在的呼吸系统传染病，在明确病因之前，我们确实需要做好充分的防护。另外，你带我认识了肺结核的诊断过程，看起来不算太难，我学会了。

老师 有信心很好，但也不能过度自信。每一种疾病都是千变万化的，作出一次正确的诊断并不代表能正确诊断同一种疾病的所有病例。事实上，肺结核就是这样，可以分为确诊病例、临床诊断病例和疑似病例。

对于肺结核这种古老的疾病，医学界已经研究了数千年的时间，但直到现在还有所谓"临床诊断"和"疑似"的分类，恰恰说明了我们现有诊断技术的局限性。所谓"确诊病例"比较好理解，患者的症状、体征和实验室检查结果相统一，病因也容易明确。

"临床诊断病例"则是在缺少明确的、足以确诊的实验室检查结果的情况下，医生根据患者症状以及特异度不够高的检查结果进行诊断。假设欧阳先生的痰结核分枝杆菌检查呈阴性，而且连续查了三次结果都呈阴性，我们是不是可以就此彻底排除肺结核的诊断呢？

学生 你这么一说我想起来了，三次结果都呈阴性也不能完全排除肺结核的诊断，还有可能是"痰涂阴"肺结核。

老师 是的。就算是三次结果都呈阴性，如果胸部影像学检查结果高度提示结核，并存在其他临床提示，同样需要考虑肺结核的诊断。首先，患者有咳嗽、咳痰、咯血等肺结核的可疑症状；其次，结核菌素试验结果呈强阳性或γ干扰素释放试验结果呈阳性；最后，肺外病灶的组织病理学检查提示符合结核病变。

现在你应该有所体会，痰涂片对于肺结核的诊断特异度很高，但也不是万能的。在临床工作中千万不要将诊断过程简化，过分依赖某一种检查去诊断特定疾病。正像我刚才所说的，疾病是千变万化的，当特异度最高的检查失效时，并不代表可以彻底排除其对应的特定疾病。以肺结核为例，痰涂片阴性时，也不代表可以彻底排除肺结核的诊断。必须全面地掌握疾病的诊断标准，才能在充满不确定性的诊断过程中找到正确答案，理解了"临床诊断病例"的概念，你会对这一点产生更深刻的认识。

· · · · · · · · · · · · · ·
临床情境四
· · · · · · · · · · · · · ·

一段时间以后，带教老师对欧阳先生进行了电话回访。在回访的过程中，带教老师反复对欧阳先生说，一定要严格按照医生制订的治疗方案服药，一定要足量、足疗程服药，一定不要擅自停药。

学生 老师，肺结核是一种大家都熟悉的疾病，不管是不是学医的人，都多少知道一些它的危害，肯定会按照医生的建议治疗的。可是为什么我看你交代这件事情的时候絮絮叨叨，感觉总是有点儿不放心呢？

老师 重要的事情要说三遍。对于肺结核的治疗来说，足量、足疗程地使用抗结核药物是极其重要的，不然很容易出现耐药性。

这是一个由来已久的问题，你知道，发现青霉素的弗莱明获得了诺贝尔医学或生理学奖。在他获奖的演说中就曾经提到，青霉素的使用一定要足量、足疗程，否则很容易出现耐药性。这个观点超越了他所处的时代，显得高瞻远瞩。

事实上，随着链霉素、利福平等一系列抗结核药物的出现，人们一度认为征服肺结核不过是时间问题，现在看来这个看法显然太乐观了。在过去的几十年里，肺结核已经出现了严重的耐药性，甚至出现了多重耐药菌株。

在我们所处的时代，肺结核卷土重来，近些年发病率逐年上升。特别是在 2005 年，南非出现了多重耐药菌肺结核流行，这需要引起临床医生的高度警惕。

学生 南非跟咱们隔着半个地球呢，一时半会儿也影响不到咱们吧？

老师 并不是这样的。人类的历史就是一部全球化的历史，随着文明的演进、科技的发展，交通也越来越便利。几百年前，传染病跨越大洲需要几十年甚至上百年的时间；一百年前，1918 ~ 1919 年的大流感，病毒跨越大西洋仅用了10 天；如今，全世界交通发达程度和一百年前不可同日而语，病原体跨越大洲，甚至蔓延全球的时间只需要以小时计算。

面对传染病，全人类是真正意义上的命运共同体，世界上任何一个地方都不会是孤岛。南非出现的多重耐药菌肺结核流行有可能影响到世界上的其他地区。

同样道理，如果我们治疗的肺结核患者没有做到足量、足疗程使用抗结核药物，就有可能造就新的耐药菌株，同样有可能影响到世界上的其他地区。

不要小看欧阳先生这一位患者，更不要小看任何一位患者，如果通过我们的宣传教育，能让他们的治疗更加规范，就有可能避免耐药结核分枝杆菌的出现，这样不仅能让患者早日治愈、恢复健康，更是我们为全人类对抗传染病的斗争作出的贡献。

学生　你这么一说，我确实感觉到临床工作的责任和意义，我以后也得有这份情怀。

老师　情怀确实很重要，但首先你得有本事对患者进行明确的诊断。如果这些基本技能都没有掌握好的话，空有情怀又有什么用呢？趁着现在有时间，赶紧去看书吧。

重点整理

虽然出血的部位在呼吸系统，但有可能是全身性疾病引起肺部病变，进而引起咯血。除了呼吸系统疾病，还要考虑两种情况，一是心血管疾病，二是全身性疾病。

肺结核分为确诊病例、临床诊断病例和疑似病例。足量、足疗程使用抗结核药物对于结核病的治疗十分重要。

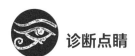 **诊断点睛**

不能把鸡蛋放在同一个篮子里，即便患者的临床表现再符合某种疾病，我们依然需要对它进行鉴别诊断。

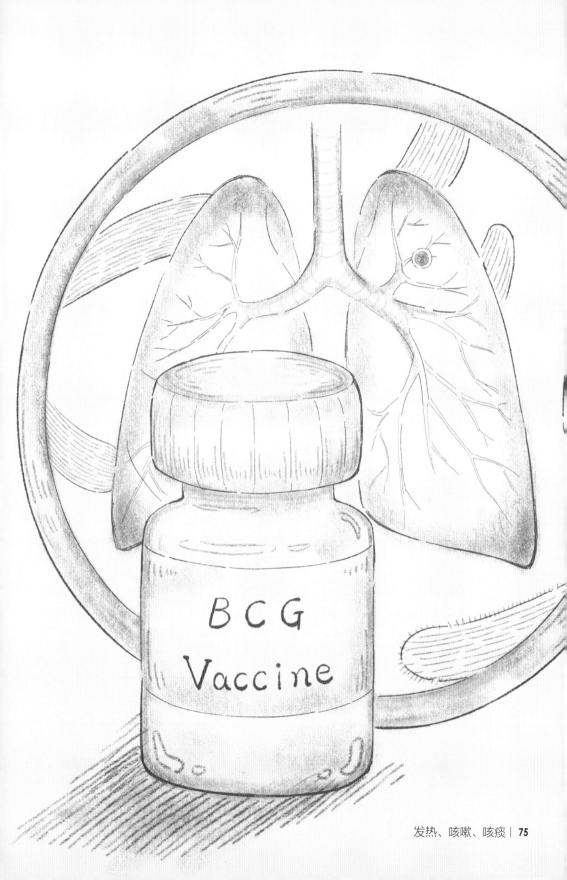

咳嗽、咳痰、痰中带血

在呼吸科轮转的一天，你跟着带教老师出门诊，遇到了一位白发苍苍的老先生。老先生姓顾，71 岁，穿着熨烫平整的白衬衣，你一眼就看见他衬衣兜里装着一盒香烟，而顾老先生左手的示指和中指也有被烟熏黄的痕迹。

还没来得及说话，顾老先生先是剧烈地咳嗽了起来，他掏出纸巾，把痰吐在纸巾里包好，然后扔到了垃圾桶里。顾老先生这套动作非常熟练，显然是经常这样做。不过他动作虽然快，你还是看见那口痰里有血迹，性质比较新鲜。

顾老先生清了清嗓子，说自己有 50 多年的烟龄了，每天至少吸烟 1 盒半。平时咳嗽、咳痰，已经有十几年了。最近半个月发现痰里有血，怀疑自己得了肺癌，这才到医院就诊。他希望医生不要隐瞒病情，有什么情况直接告诉他就好。

学生 老师，这位顾老先生吸烟 50 余年，咳嗽、咳痰，痰中带血。不管是诱因还是症状，都和肺癌相符，而且他本人也有排查肺癌的诉求，我们是不是应该先朝着这个方向完善检查呢？

老师 和肺癌相符是没错，但你打算进行哪些检查呢？

学生 我想要检查和肺癌相关的肿瘤标志物，影像学检查方面需要做肺部 CT，如果发现占位性病变，还应该进行纤维支气管镜活检或者 CT 引导下肿物穿刺活检。

老师 思路倒是很清晰，但问题是从一开始就跑偏了。我记得之前我们讨论过，患者不可能准确地用医学术语描述自己的症状，因为这是需要具备医学知识的人来完成的。同样道理，患者自然也不太可能自己进行正确的诊断。关注自己身体的变化固然是件好事，这能促使患者尽早就诊，得到有效治疗，但是医生在诊断的时候，千万不能被患者的思路干扰。

医生一定要清楚患者的"主诉"是什么，患者自己所表述的、最迫切需要解决的问题，未必就是真正的主诉。以顾老先生为例，他最希望解决的问题是明确是否患有肺癌，但我们从目前掌握的信息总结，他的主诉其实是"咳嗽、咳痰十余年，咯血半个月。"

我们的出发点不应该是"是否得了肺癌"，因为这样就把我们的诊断思路局限在一种疾病上了，这种先入为主的印象很容易导致漏诊和误诊。我们需要中规中矩一些，要从患者的症状出发进行全面考虑。我们从更为全面的角度出发思考问题，最终肯定还是会解决患者最为关注的"是否得了肺癌"的问题。

好了，我重新问你一遍，你通过对顾老先生的症状进行分析，现在主要考虑哪些疾病的可能性比较大呢？

学生　痰是气管、支气管的分泌物，或者是肺泡中的渗出物，在各种病因引起呼吸道渗出的情况下，呼吸道会反射性地将这些渗出物排出，这就是咳嗽，它是人体的一种保护性机制。

从咳嗽、咳痰的发生机制看，一定是呼吸系统出现了某种异常，因此应该从呼吸系统疾病进行考虑。顾老先生有吸烟史，存在长期慢性咳嗽，我认为应该对肺癌、慢性支气管炎、支气管扩张和肺结核这几种疾病进行重点排查。

老师　有一点你说得不对，咳嗽、咳痰最常见的病因确实是呼吸系统疾病，但是并非一定是。人体是一个整体，各个系统之间会相互影响，其他系统的疾病影响到了呼吸系统，同样会出现咳嗽、咳痰。尽管患者带着呼吸系统的主诉来就诊，但背后可能存在呼吸系统之外的病因，如心力衰竭会导致肺水肿或肺淤血，这同样会引起肺泡和支气管渗出，进而引起咳嗽。

另外，从咳嗽、咳痰的发生机制看，神经系统是参与其中的。感受区的刺激传入延髓咳嗽中枢，再由该中枢将神经冲动传导至运动神经，并引起喉肌、膈肌和其他呼吸肌的运动，这才引起咳嗽动作。既然神经系统参与了，那么当神经系统出现异常的时候，同样可以引起咳嗽，如脑炎和脑膜炎就可以引起咳嗽。

完整的诊断思路非常重要，这样可以有效避免漏诊和误诊。接下来，我们来针对咳嗽、咳痰症状进行分析。

首先，我们应该明确咳嗽的性质。咳嗽可以分为干性咳嗽和湿性咳嗽，区别就是无痰和有痰。除了感染性疾病，肿瘤和异物也会引起干性咳嗽。湿性咳嗽通常是你刚才列举的那几种疾病造成的。顾老先生的症状属于湿性咳嗽，所以你初步的印象诊断并没有错。

其次，需要明确咳嗽的时间和规律。刺激性气体或异物、淋巴结或肿瘤压迫气管或支气管分叉处，通常会引起较为急迫的突发性咳嗽，如百日咳、支气管结核等疾病引起的发作性咳嗽。至于你刚才列举的支气管炎、支气管扩张、肺结核和肺癌，这几种疾病引起的咳嗽通常是长期和慢性的。从这个角度看，你的印象诊断也和顾老先生的临床表现接近。

再次，咳嗽的音色对诊断具有重要的参考价值。声带炎症或者肿瘤压迫喉返神经会导致咳嗽、声音嘶哑；百日咳和喉部疾患会引起鸡鸣样咳嗽；支气管肺癌直接压迫气管，会导致金属音咳嗽；声带麻痹、严重肺气肿，以及极度虚弱的患者则会出现咳嗽声音低微、无力。

最后，痰液的性质会为诊断提供大量信息。感染性疾病会出现黏液性痰；肺水肿会出现浆液性痰；化脓性细菌性下呼吸道感染会出现脓性痰；在毛细血管受到损伤的情况下会出现血性痰。

好了，通过以上分析，你再试着重新组织一下你对顾老先生的初步诊断。

学生 老师分析得很详细。针对顾老先生的病情，我认为可能性较大的几个诊断分别是慢性支气管炎、支气管扩张、肺结核和肺癌。

尽管我目前考虑的初步诊断内容和我之前说的是一致的，但我调整了顺序，目前不再把肺癌当作最重要的排查对象了。

我反而会重点考虑慢性支气管炎的可能性。这个疾病的诊断标准和顾老先生的病情描述其实很相似。简单地说，慢性支气管炎的诊断包含两个重要的时间线索，也就是"两年"和"三个月"。扩展开来，就是咳嗽、咳痰持续 3 个月以上，连续两年或两年以上。从我们已经了解的病史看，顾老先生似乎挺符合慢性支气管炎的诊断。

老师　一定要注意，在诊断开始的时候，我们要避免套用一种疾病的诊断标准去诊断，因为"当你手里只有锤子的时候，你看什么都像钉子"。接下来，我们就可以进行有针对性的检查来进一步明确其他几项诊断了。

临床情境二

带教老师将顾老先生收住院治疗，你对顾老先生进行了病史采集和体格检查。T 36.5℃，P 70 次 /min，R 20 次 /min，BP 125/85mmHg。顾老先生胸廓呈现桶状胸，双肺听诊呼吸音粗，双肺底可闻及干性啰音。

痰结核分枝杆菌检查阴性。胸部正侧位 X 线片示胸腔前后径增大，胸骨前突，胸骨后间隙增宽，横膈低平。胸部 CT 示肺体积增大，肺纹理稀疏，肺透亮度增高，以下叶肺野为著；部分肺纹理增粗、紊乱、扭曲、支气管壁增厚；纵隔区可见小淋巴结影。肿瘤标志物，如 CEA、cyfra21-1、NSE、SCCA、CA125、ProGRP 等均在正常范围内。

老师 有了这些检查结果，现在我们应该如何分析顾老先生的病情呢？

学生 首先，痰涂片阴性，胸部 X 线检查也没有发现肺结核的表现，可以基本排除肺结核。

其次，肿瘤标志物阴性，胸部 X 线、CT 检查均未见肿瘤的迹象，基本排除肺癌。

最后，根据临床症状诊断为慢性支气管炎，这个已经比较明确。结合患者咯血症状和胸部影像学检查结果，还应该考虑存在支气管扩张。查体可见桶状胸，结合影像学检查诸如胸骨后间隙增宽和肺体积增大的结果，可以诊断为肺气肿。

简单总结一下，顾老先生的诊断是慢性支气管炎、支气管扩张、肺气肿。在几类可能性较大的疾病中，我们排除了肺结核和肺癌，得到了现有诊断，基本完成了诊断任务，接下来就应该关心如何治疗了。

老师 很好。目前的几项诊断都有理有据，但是说"基本完成了诊断任务"还言之过早。当诊断慢性支气管炎和肺气肿时，你的脑海里会不会很自然地想到一种关系比较密切的疾病？那就是慢性阻塞性肺疾病。

慢性阻塞性肺疾病和慢性支气管炎、肺气肿这两种疾病关系很密切，但并不完全是一回事。现在我们从病理学的角度对这三种疾病进行梳理。到了临床阶段，我们要逐步加深体会：我们在诊断过程中不能忽视某种疾病发生发展过程中的病理过程。在病情变化的过程中，会按照一定的顺序出现相应的病理变化，这些病理变化最终会以临床症状的形式呈现出来。

在学习某种疾病的时候，必须真正掌握这些病理变化，才能真正掌握症状出现背后的机制，也才能顺藤摸瓜，把一系列病理变化所带来的种种表现充分考虑到。这就是知其然，还要知其所以然。由此，我们可以更好地理解临床症状为什么会出现，以及这样的病理过程是否会引起其他疾病，并且能保证诊断思路的完整、全面。

现在，你能不能以顾老先生的病情为例，说一说呼吸道慢性感染性疾病发生发展的过程？

学生 针对顾老先生的病情，首先出现的是慢性支气管炎。该病的病因还不是完全清楚，目前认为是两方面因素导致的，一方面是环境因素，另一方面是机体自身因素。

在这两方面因素的共同影响下，患者出现了呼吸道感染。接下来，支气管上皮细胞变性、坏死、脱落，进而出现鳞状上皮化生。各级支气管管壁均有多种炎症细胞浸润，细胞分泌的黏液潴留。随着病情的发展、炎症的扩散，黏膜下层平滑肌会出现断裂、萎缩，支气管周围纤维组织增生。

如此，支气管壁损伤－修复的过程反复发生，最终引起支气管结构重塑、瘢痕形成。在这个过程中，健康的肺泡融合形成肺大疱，形成肺气肿，肺泡的弹性纤维断裂。同时，这一过程伴随着肺功能的下降，肺的残气量增加。这种肺部功能和形态的改变也会对胸廓产生影响，最终形成桶状胸。

老师 很好。这一类疾病的发生、发展过程正是如此，但这还不能和慢性阻塞性肺疾病画等号。通过慢性阻塞性肺疾病的诊断标准，我们就能知道这一疾病的诊断要以肺功能作为标准。吸入支气管扩张剂后，第1秒用力呼气容积和用力肺活量比值有助于判断是否存在气道阻塞，$FEV_1/FVC < 70\%$ 可以确定为存在气流受限。

现在我们来对比一下慢性支气管炎和慢性阻塞性肺疾病诊断标准的差别。

慢性支气管炎是仅凭症状就可以诊断的，但是慢性阻塞性肺疾病是必须在实验室检查的基础上才能进行诊断的。事实上，这两种疾病的差别能够反映出医学界对疾病的认识是渐进发展的。

在还没有足够全面的实验室检查的情况下，医学前辈们已经在尽可能地描述疾病的细节了。随着科技的进步，我们对于某一类疾病的认识不断加深，于是对于疾病便有了在病理生理层面上更为深入细致的划分，我们会观察到过去某种笼统的疾病可能化身为"一系列"疾病。

对于慢性支气管炎、肺气肿和慢性阻塞性肺疾病，我们现在冠以不同的名字加以区别，请你思考一下，这样的划分方法是否科学呢？在未来，随着对于疾病的认识更为深入，有没有可能将这类疾病重新划分，视作同一疾病的不同发病阶段呢？

这个问题没有标准答案，只是希望能让你对不同疾病之间的关系进行一番思考。

临床情境三

顾老先生进一步完善了肺功能检查，$FEV_1/FVC < 70\%$，符合慢性阻塞性肺疾病的诊断。

经过了吸氧和呼吸功能锻炼等一系列相关治疗后，顾老先生的状态好了很多，你和顾老先生说明了长期家庭氧疗的重要性，并告诫他戒烟的必要性。顾老先生出院后，你和带教老师终于有时间对此次诊疗进行进一步的讨论了。

学生　老师，你之前说过，在诊断疾病的过程中应该尽量遵循"一元论"，也就是从一个因素出发解释所有的现象。但在顾老先生身上，我感觉我们之前根据其临床表现和检查结果一下子对应上了好几个诊断，我理解这是疾病发生发展不同阶段以及医学认识局限性的潜在问题，但在顾老先生的疾病中是否还有其他关键的"一元论"信息呢？

老师 其实啊，我们还是可以找到一个一以贯之的影响因素，那就是吸烟。在认识疾病的过程中，我们很容易形成这样一种直观的认识，越"小"的东西越容易对人体造成广泛的影响。空气中的灰尘颗粒比较大，我们吸气的时候鼻毛可以阻挡这些颗粒，但是像氯气，是以气体形式存在的，是以分子大小进入人体的，我们的身体就很难防御。

再比如钾和钠这样以离子状态存在于人体的元素，它们几乎是"小"的极致了，在人体内的分布均匀而广泛，同时又存在着动态平衡。当这些"小"东西的动态平衡被打破的时候，对人体的影响自然也是非常广泛的。

对于吸烟来说，就是很多种很"小"的有害物质进入了人体，通过肺部进入血液之后，会在全身造成不良影响，进而导致种类繁多的疾病。除了我们熟悉的呼吸系统疾病，如慢性阻塞性肺疾病和肺癌外，吸烟还会在其他系统引起很多疾病，如高血压、动脉粥样硬化、肾血管疾病等。

针对顾老先生的具体情况，他所患的疾病几乎全部和吸烟相关，哪怕是已经被我们排除的肺癌，同样和吸烟有着密切的关系。因此可以说，在顾老先生身上，"一元论"并没有失效。

学生 看来，以后只要遇到老烟民，心里就得想起"慢性阻塞性肺疾病"这个诊断了。

老师 有这样的警惕是很好的，但也应该注意，吸烟固然是引起慢性阻塞性肺疾病最常见的危险因素，但并不能把吸烟和慢性阻塞性肺疾病画等号，只有15%～20%的吸烟者会患上慢性阻塞性肺疾病，而大约1/6的慢性阻塞性肺疾病患者并没有吸烟史。

因此，我们要正确认识慢性阻塞性肺疾病真正的发病危险因素，如各种有害颗粒或气体吸入、被动吸烟、气道高反应性、反复呼吸道感染，这些因素都会引起慢性阻塞性肺疾病。简单地说，慢性阻塞性肺疾病是多种因素导致的，不能归结为某个单一因素。

学生 "小"东西和疾病发生发展具有相关性,这个观点很有意思,我再好好体会一下。

老师 临床诊断就是这样一个灵活而微妙的过程,需要以清晰的思路处理各种因素的主次关系,这也是我一再强调建立正确诊断思路重要性的原因。

另外,在吸烟引起的呼吸道疾病方面,我们可以清晰地看出一整类气道疾病发生发展的时间线。对于诊断而言,我想告诉你的另一件事情是:我们在某个时刻对患者作出的诊断只是一个横截面,我们在某个时间点上的诊断可以和患者既往的事件相联系,也可能和未来的事件相联系,我们要学会用"回溯"的眼光去寻找患者的过往,也要学会用"发展"的眼光去随访患者的将来。诊断不应该局限于某个时点,如果加上"时间"这个维度,对于患者而言,诊断就是"立体的",而且是"四维的"。

学生 "四维"诊断这个理念好酷啊,今天你说的话,我要好好消化一下。我还有一个额外的问题,烟草是成瘾物质,想劝阻人们戒烟是一件很难的事儿,有没有什么行之有效的办法呢?

老师 这个问题和我们的诊断关系不大,但是确实非常关键。想要让烟民戒烟需要从两方面作出努力,第一个方面是要让烟民认识到吸烟的危害,了解戒烟的益处。

我想着重给你讲的是第二个方面,社会环境的影响。这是我们人类本身的思维方式决定的,我们在记忆信息的过程中,信息本身当然很重要,但是和你要记忆的信息同时出现的其他信息也会对记忆信息的过程造成很大影响。

比如说,纸质书的内容就比电子书更容易记忆。因为电子书的信息是数字化的,你可以随意改变字体、颜色和行间距,这次看和下次看,这些东西都可能发生改变。也就是说,书的内容和字体这些因素不会建立明确的联系。纸质书就不一样,纸张的手感、文字在书页的位置、字体、页码等这些东西都会在你的记忆里和书的内容建立联系,这样就会让你对信息本身产生更为直观的印象。

我举这个例子是想说，宣传戒烟所要传递的信息和它的附加信息同样重要。想要真正让人们认识到吸烟的危害，就必须使整个社会环境所提供的附加信息在逻辑上保持一致。

我举个例子。如果一部电影的女主人公无比美丽优雅，她坐在餐桌前巧笑倩兮，美目盼兮，这时候她拿出烟来吸了一口，于是在影迷的眼里，吸烟和优雅就被无意间联系到一起了。这当然是戒烟宣传的典型反例。有这样的电影吗？你不妨去看看奥黛丽·赫本主演的电影《蒂凡尼的早餐》的剧照。

如果我们生活在充斥着这种影视作品的环境里，戒烟当然会遇到很大的阻力。所以想建立全民戒烟的意识，就必须在环境因素上多下功夫。其实不仅是烟草，对于任何成瘾物质来说，环境脱离都是非常必要的。

假设我要戒断咖啡因，但同事每天都在我旁边喝咖啡，有时候还给我带一杯，那么我是肯定不能戒断成功的。

值得欣慰的是，我们目前在消灭吸烟环境这件事上已经作出了很多努力，如在烟盒上标注"吸烟有害健康"、很多城市已经不允许公众在公共场合吸烟，这些都是针对消除吸烟环境所作的努力。

学生 懂了，我这就劝我的烟民朋友戒烟。对于我们医务工作者来说，应该利用每一个可能的机会进行戒烟宣传教育，不仅是对自己接诊的患者，从更大的层面讲，这也应该是我们对于整个社会环境改善应该作出的努力。

重点整理

对于咳嗽这一症状，除了呼吸系统疾病外，还需要综合考虑人体的其他系统疾病。

咳嗽的性质、时间和规律、音色以及痰液性质对咳嗽的病因诊断都具有重要意义。

慢性支气管炎、肺气肿和慢性阻塞性肺疾病具有吸烟的共因，理解病理生理过程对于正确诊断十分有用。慢性支气管炎是仅凭症状就可以诊断的，但是慢性阻塞性肺疾病是必须在实验室检查的基础上才能进行诊断的。

戒烟利国利民，不仅要重视戒烟信息的传递，还要在全社会建立有利于戒烟的环境。

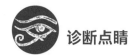 **诊断点睛**

患者不可能准确地运用医学术语描述自己的症状，因为这是需要具备医学知识的人来完成的。同样道理，患者自然也不太可能自己进行正确的诊断。

我们在某个时刻对患者作出的诊断只是一个横截面，加上"时间"这个维度，诊断应该是"四维"的。

我们要避免套用某一种疾病的诊断标准，因为"当你手里只有锤子的时候，你看什么都像钉子"。

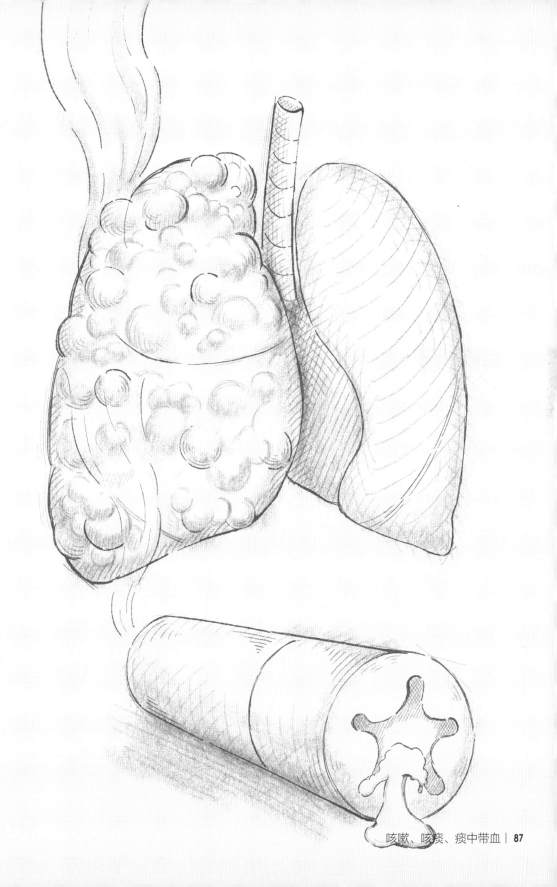

吞咽困难

这是你在胸外科轮转的一天，你遇到了这样一位患者。60 岁的王先生在女儿和女婿的陪同下前来看病，王先生刚退休不久，最近才到女儿生活的城市帮她照看孩子。

最近一周王先生感到吃饭时"咽下去费劲"，除此以外没有其他不舒服的感觉。本来王先生并没有打算来医院就诊，但是前一天和邻居聊天的时候他无意间提起了这件事，邻居说自己有个朋友得了食管癌，当初也有同样的吞咽困难症状。邻居的话引起了王先生的重视，在医院分诊区咨询后，王先生来到胸外科就诊。

老师　关于王先生的病情，你是怎么看的？

学生　首先当然是病史采集，刚才我已经详细询问了王先生的病史。经过最近在胸外科的学习，我对胸外科常见疾病的症状已经比较熟悉了。

对于吞咽困难来说，我可以想到好几种疾病，如食管癌、食管良性肿瘤和贲门失弛缓症。贲门失弛缓症在 20 ~ 50 岁的女性比较常见，王先生的情况不太符合。在食管肿瘤中，良性肿瘤的发病率比较低，食管癌的发病率更高，可能性更大。

因此，我想尽快给王先生进行电子胃镜检查，活检送病理检查，毕竟病理检查是诊断癌症的"金标准"，在明确诊断之后才能进行治疗。

老师　在你的回答里，很多信息是对的，而且考虑到了不同疾病的发病率。但是你有没有想过，如果按照这个思路，岂不是每个中老年男性只要出现吞咽困难的症状，就都可以初步诊断为食管癌了？

学生 你这么一说，还真就有些问题……

老师 问题就出在"概率"两个字上。

同一个症状，背后可能存在一系列疾病，而这些疾病发病的概率自然可以从高到低排序。你大概会想到医学统计学课程里的知识，在数学领域，小概率事件被认为是很难发生的，而发生概率最高的事件当然要被首先考虑。其实刚才你的思路就是这样，在"吞咽困难"这个症状所对应的疾病里，食管癌的发病率较高，所以你就直接把食管癌作为了初步诊断，所要进行的检查也是直奔食管癌而去。

这样的思路并不错，但是对于临床诊断来说，概率较小的情况也是有可能存在的，不应该在刚开始进行诊断的时候就把它们排除。关于概率的问题以后再讲，现在我们先回顾一些更基础的知识。

学生 嗯？基础到什么程度呢，你不会打算帮我复习解剖和生理吧？

老师 你说得对，还真是一些基础的问题。我们先回顾一下吞咽动作是如何发生的。

所谓吞咽，可以理解为食物由口腔进入胃部的过程，大致可以分成三个阶段。第一个阶段发生在口腔，食物被咀嚼形成食团。第二个阶段发生在口咽部，软腭上抬、会厌关闭，食管上括约肌松弛开放，食团进入食管后食管上括约肌关闭。第三个阶段发生在食管，食管有序收缩，食管下括约肌松弛，食团进入胃部。

既然吞咽涉及重要的三个部位和三个阶段，我们当然不能把诊断思路局限在食管疾病上，虽然你现在在胸外科学习，但是永远不要忘记，患者在见到你之前并没有得到医生的诊断，他对就诊科室的选择很可能是错误的。

还是那句话，绝对不要被自己从事的专业限制了诊断思路。

学生 现在我明白了。不过，口腔只是食物的入口，口腔问题并不会导致吞咽困难，虽然你上面说了三个阶段，但是与之相关的解剖学结构只有咽喉部和食管。我们是不是可以根据这一点把吞咽困难分为两类呢？

老师 这是可以的，吞咽困难可以分为两类。第一类是口咽性吞咽困难，第二类是食管性吞咽困难。在刚才的诊断中，你并没有考虑口咽性吞咽困难，因此我们要完成第一步，即确定王先生的吞咽困难属于哪一类。

做到这一点其实并不难，只要详细询问病史基本就可以作出判断。刚才你说过，已经详细询问了病史，那么王先生是在咽下食物的开始阶段出现吞咽困难，还是在吞咽动作的后半段出现吞咽困难的？在出现症状的时候，王先生是觉得自己的颈部不舒服呢，还是觉得胸部不舒服呢？

学生 王先生是在吞咽动作的后半段出现不适，不适感出现在胸部。

老师 很好。这样一来我们可以初步确定，王先生是食管性吞咽困难。虽然这和你刚才的结论是一致的，但是"我在胸外科接诊患者，所以首先考虑胸外科疾病"与"我根据患者症状判断是胸外科疾病"，两者是完全不同的。

需要注意一点，尽管刚才我说过"通过病史可以判断吞咽困难的部位"，但还有例外情况。部分患者虽然是食管性吞咽困难，但自我感觉不适感出现在颈部，和口咽性吞咽困难有些相似，如贲门失弛缓症就会出现这种情况。

因此，对于感觉吞咽困难位置较"低"的患者，我们考虑问题出在食管；对于感觉吞咽困难位置较"高"的患者，我们不能忽视问题在食管的可能性。

那么，现在我们可以确定王先生的问题出在食管了吧？

学生 我本来是这么想的。但是按照你的风格，只怕问题没这么简单。

老师 看来你对我越来越了解了。刚才我们只说了两类吞咽困难，但是食管毕竟是软的，食管周围的组织如果发生病变，对食管产生外源性压迫，也会造成吞咽困难，这可以算作是第三类吞咽困难。一些全身性疾病，如克罗恩病，也会累及食管，造成吞咽困难，这可以算作是第四类吞咽困难。

在诊断的过程中，对于这些相对少见的原因也不能完全忽视。如果排除了食管方面的问题，那么还需要扩展诊断思路。

目前，对于王先生的病情，我们首先考虑食管癌、贲门失弛缓症和食管良性肿瘤。虽然和你之前的诊断一样，但不要忘了诊断思路的完整性。

学生　好的，我这就安排王先生进行上消化道造影和电子胃镜检查。

临床情境二

王先生进行了上消化道造影：食管下段黏膜中断，可见局部充盈缺损，中央见龛影，长度为 2～3cm，造影剂缓慢通过。

电子胃镜提示距门齿 32cm 食管可见一处溃疡性隆起病变，环腔 1/3～1/2，长度为 2～3cm，中央呈溃疡性改变，表面覆污苔，活检四块，质糟脆。

病理结果：符合食管癌。

老师　现在我们来分析一下这两项检查结果。我们之前在拟诊过程中也曾考虑过贲门失弛缓症。该病的病因目前还没有完全确定，一般认为是局部神经节病变导致食管下括约肌和贲门无法松弛，因此食物滞留在食管中，患者感觉吞咽困难。

在上消化道造影中，食管下端和贲门会出现鸟嘴样表现，边缘整齐，上端食管明显扩张，有时会存在液面。特别是"鸟嘴样表现"，是贲门失弛缓症的典型表现，相信你在做外科学试题时肯定见到过这样的描述。

在王先生的上消化道造影检查中并没有这些表现，因此可以排除贲门失弛缓症。胃镜检查的结果可见肿物生长，表面溃烂，同时胃镜取活检送病理检查，结果为食管癌，现在我们可以给王先生确诊了。

学生 看起来食管癌的诊断并不难啊。

老师 没错，随着医学技术的进步，检查手段越来越先进，很多之前不易确诊的疾病，现在诊断起来似乎不是什么难事。对于食管、胃和十二指肠疾病来说，现在使用的电子胃镜是非常有效的检查方式。

在没有这项检查技术的时候，食管癌和胃癌的确诊并不容易。现在用的胃镜是软的，而且可以在屏幕上实时观察镜下情况，准确性和实时性都很高。最开始的胃镜是硬的，没办法转弯，在胃镜的顶端有一个微型照相机，拍照的时候医生并不能确定是否拍到了病变部位，而且做完胃镜之后还要冲洗照片才能看到检查结果。至于内镜活检，在当时是很难实现的。

有一部著名的医学小说——《白色巨塔》，在这本书里为了突出一位医生的责任心，作者就安排了以下情节。医生为一位老年患者进行了胃镜检查，并拍摄了照片，可照片上并没有看到胃癌的表现。这位医生根据照片中的种种细节，怀疑在照片没有拍到的位置上有肿瘤存在，于是坚持为患者再次进行胃镜检查，最终确诊了胃癌。

不难看出，《白色巨塔》中的胃镜还比较落后，而这部小说的出版时间距离现在不过区区几十年，可见医学辅助检查技术发展得非常迅速，我们现在难以想象的检查，也许在不远的未来会成为现实。因此，跟上时代的步伐，随时了解新技术是非常有必要的。

学生 我想提一个问题，如果我们现在没有进行电子胃镜检查的条件，你会通过怎样的方式来明确王先生的诊断呢？或者说，如果我们到了医疗条件不够发达的地区行医，那么在什么情况下需要建议患者到上级医疗机构进行进一步的诊疗呢？

老师 这个问题问得非常好。医疗资源在地区之间存在不均衡，是我们必须面对的现状。不管在什么级别的医院工作，都要从患者的利益出发作出选择，要清楚自己能为患者做的事情，以及在何种情况下建议患者到上级医疗机构进行进一步诊疗。

假设我们此时在基层医疗机构，没有进行电子胃镜检查的条件，那么就要更加重视患者的症状。我们再来详细说一下食管癌的症状。

需要明确的是，食管癌早期的症状并不明显，因此发现得通常比较晚。食管癌早期患者在吞咽比较硬的食物时可能出现不适感，包括哽噎感、胸骨后烧灼感和疼痛；食物通过缓慢，患者可能出现停滞感或异物感。在这个阶段，患者经常会采取最简便的方法来缓解症状，也就是"喝口水顺顺"。在此阶段患者的症状时轻时重，总体来说进展比较缓慢。

中晚期食管癌患者会出现进行性吞咽困难，先是不易咽下干硬的食物，之后不易咽下半流质食物，最后连水也喝不下去。进食障碍和肿瘤带来的消耗同时存在，会使患者出现乏力、消瘦。在病程晚期，患者还会出现持续的胸痛和背痛。同时，肿瘤侵及喉返神经会导致声音嘶哑，压迫交感神经节会引起霍纳综合征，侵及气管会形成食管－气管瘘。当患者出现恶病质状态时，会出现黄疸、腹腔积液和昏迷。

这些晚期症状在王先生的身上都没有出现，但我们也必须了解，毕竟并非所有的患者都能得到及时的诊断。

在王先生的检查结果中，造影显示充盈缺损，这提示占位性病变，也是食管癌诊断的重要线索。在不具备电子胃镜检查的条件下，基层医生如果敏锐地发现

"吞咽困难"这一症状，及时进行上消化道造影并发现了充盈缺损，那么就可以建议患者到上级医疗机构进行进一步诊疗。

学生 我明白了。看来必须掌握诊断的基本功，这样才能在不同的情况下给患者有用的医学建议。

临床情境三

你将王先生收住院治疗，准备完善检查后进行手术、放化疗等规范化治疗。在住院之后，你进一步询问了王先生的病史，得知他有喝热水的习惯，平时喜欢吃比较烫的食物。

老师 经常喝热水、吃滚烫的食物和食管癌的发生是有关系的。假设我现在让你去研究爱喝热水的食管癌患者中潜在的致癌基因和食管癌发生之间的因果关系，你觉得自己能完成吗？

学生 老师你为难我了，我作为临床专业的学生，并不擅长基础研究，这个课题对我而言确实有难度。

老师 如果我不做任何限制，让你证明喝热水和食管癌发生之间的相关性，你觉得自己能完成吗？

学生 这个可以。只要找到足够的志愿者，分成实验组和对照组。实验组使劲儿喝热水，对照组不喝热水。过上几十年时间，统计两组志愿者患食管癌的人数，然后使用统计学工具进行计算，就可以证明喝热水和食管癌之间是否存在相关性。

嗯……等一下。我收回刚刚说的话，这种实验设计是反人类的。理论上可行，但是绝对不可能，也不应该进行这样的实验设计。

那么，我们可以采用回顾性研究，将已经确诊食管癌的患者和没有患食管癌的人分成两组，回顾这两组人群中喝热水习惯的差别。如果用统计学方法证明了食管癌患者此前更喜欢喝热水，是不是就证实了喝热水和食管癌之间的相关性呢？

我想，如果喝热水和食管癌之间的相关性越显著，那么两者之间的因果关系也就越可能接近成立吧？

老师 很好，你刚才提到了相关性和因果关系，这也是我们认识疾病的两种视角。这两种视角的差别正是基于"概率"二字。在几百年前，科学家认为世界充满了确定性，而科学研究只不过是在不断发现这些确定性，如重力加速度，就应该是一个确定的数值。

但是经过一次又一次的实验，科学家发现，每次测出的重力加速度数值都不一样。一开始，科学家认为这只是实验器材不够精密导致的，于是他们尽可能提高实验器材的精密程度。但在这个方向上，不管如何努力，每一次测出来的重力加速度数值还是不一样。

后来科学家终于认识到，重力加速度可能不是一个确定的数值，而是一组数值。事实正是如此，我们本来以为是常数的某些数据，同样是以某种概率分布的。简单地说，我们的世界充满了不确定性。

我可以举一个简单的例子，当我们认为世界充满确定性的时候，会说"10 克某种毒药就可以毒死一只小白鼠"，但当我们认识到世界的不确定性时，就会引入一个和概率有关的概念，叫作半数致死量。我们可以体会到，概率是我们认识世界的基础。

学生 这和相关性又有什么关系呢？

老师 认识到世界的不确定性以及概率的重要性，统计学为我们认识世界提供了一个全新的视角。1935 年，数学家费希尔在论文中讲述了一个故事，当时一群人聚在一起喝茶，一位女士突然说："往茶里加奶，和往奶里加茶，味道是不同的。"

在座的所有人都认为这是无稽之谈，因为不管怎么加，最终都是把两种东西混到一起，味道凭什么会不同？只有费希尔认为，这是一个值得研究的问题。于是他设计了一个实验，在这位女士不知情的情况下，通过两种方式混合茶和奶，然后让这位女士品尝。

那么问题来了，如果这位女士始终能够猜对是往茶里加奶还是往奶里加茶，那么她喝到第几杯的时候我们才能确定她是真的能尝出差别呢？这正是统计学的价值所在，统计学为我们提供了"假设检验"这一重要工具。这种研究方法从本质上绕过了因果关系，而是寻找相关性。即便用这种方法验证出那位女士能够区分茶和奶的不同混合方式，我们还是不知道为什么她能够区分这两种混合方式的不同。

现在回到喝热水和食管癌之间的关系上，我让你从基因层面找原因，就是去寻找食管癌底层的因果关系，而通过回顾性研究的方法对喝热水和不喝热水群体的食管癌发病率进行比较，就可以使用统计学方法说明喝热水和食管癌之间的相关性。这两种不同的研究方法正好反映了我们看待世界的不同视角。

一个是因果律主导的世界，另一个是充满概率的不确定的世界，而近现代的医学世界更多地属于后者，也就是那个不太确定的世界。

学生 老师，你的这一番解释让我不由得想起"循证医学"的概念了。

老师 非常好，统计学工具能够帮助我们确定两个因素之间的相关性，让我们在不确定的世界中找到一点儿确定的东西。经过统计学工具验证的相关性是可以被我们认可的。我们甚至可以这么说，在这不到一百年的时间里，统计学是几乎一切科学的基础，医学当然也包括在其中。

只有经过严格的实验设计和统计学工具检验得到的相关性，才能够被我们认可。在医学领域，正是临床实验所提供的证据，构成了循证医学的基础。

不得不承认，循证医学也有其局限性，它对于因果关系的研究有所缺失。对诊断学来说，有足够的样本进行统计学研究，当然能够得到可信的结果，这正是我们严格遵守循证医学的基础。但是，对于某些罕见疾病，并不具备这样的条件，没有足够多的案例提供充分的、有力的统计数据，那么我们在诊断的过程中只能抽丝剥茧，如同侦探探案一般，去寻找最接近真实的答案。

重点整理

吞咽困难主要分为两类，第一类是口咽性吞咽困难，第二类是食管性吞咽困难。食管周围的组织如果发生病变，对食管产生外源性压迫，也会造成吞咽困难。

食管癌早期症状并不明显，中晚期食管癌患者会出现进行性吞咽困难，肿瘤侵及喉返神经会导致患者声音嘶哑，压迫交感神经节会引起霍纳综合征，侵及气管会形成食管 – 气管瘘。

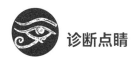 **诊断点睛**

绝对不要被自己从事的专业限制了诊断思路。

相关性和因果关系是我们认识疾病的两种视角。

在不到一百年的时间里，统计学是几乎一切科学的基础，医学当然也包括在其中。

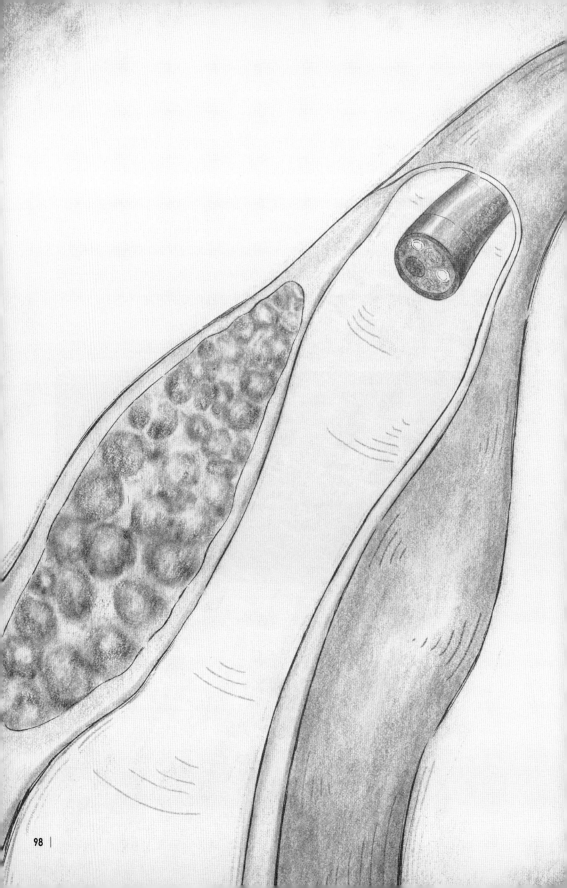

呕吐、腹痛

在急诊科轮转的一天晚上，你和带教老师在值班，救护车送来了一位姓张的中年男性患者。患者被平车送到你的面前，你刚要问他哪里不舒服，患者抬头看了你一眼，然后"哇"的一声吐了出来。

你一边庆幸自己严格按照规章制度佩戴了口罩，一边看了一眼张先生的呕吐物，很明显是胃内容物。张先生的妻子急匆匆地说，张先生在前一天中午和朋友一起吃了顿烧烤，没有饮酒。今天早晨开始觉得"肚子痛"，坚持了一天，到晚上实在坚持不住了，这才叫救护车到了医院。

老师 面对张先生这样的患者，临床表现为剧烈呕吐，并伴有腹痛，你打算从哪个方面考虑诊断并进行有针对性的问诊和查体呢？

学生 呕吐症状直接指向了消化系统，当然应该围绕消化系统进行问诊和查体。

老师 这个思路并不完善，但是很合理。我们一会儿再说哪些地方不完善，现在先来说合理的地方。从我们的直观感受出发，呕吐确实和消化系统的关系非常密切。

我们不妨把消化系统想象成一个管道，食物从管道的一端进入，从另一端排出，在食物经过管道的过程中，各个消化腺向管道注入消化液，在管道蠕动和消化液的双重作用下，食物被一点儿一点儿地分解，直至成为肠道能够吸收的营养物质。

这个过程很容易理解，我们要注意的重点是整个消化过程是单向的，食物行进的方向是不能改变的。那么，只要是影响食物行进速度和方向的因素，如食物行进得慢了、没办法行进了，甚至是逆向行进，当然都可以引起呕吐症状。

学生　老师，在正常的生理状态下，有没有食物逆向行进的情况呢？

老师　这种情况是存在的。牛和羊的反刍就属于这种情况，如果你学有余力，并且对兽医专业也有兴趣的话，倒是可以趁此机会深入研究一下。

现在，咱们还是回到临床医学的研究范畴，一起梳理一下食物行进出现异常时患者可能出现的症状，以及导致这些症状的原因。再次强调一下，理解消化系统疾病的关键词是"单向"，也就是说，整个消化系统中存在数个抗反流机制，凡是影响了抗反流机制的因素，都会引起相应的症状。

在这些抗反流机制中，第一个是咽喉部的会厌。人在进行吞咽动作的时候，会厌会盖住气管，作用是让食物不要"走错路"。

第二个是食管。食管的功能很容易理解。人在倒立的时候，同样可以喝水和吞咽，可以想象，食管将食物送入胃的过程并不依靠重力，而是依靠其自身的蠕动，使食物单向行进。

第三个是贲门和幽门。贲门和幽门的功能相当于胃的入口和出口，在贲门失弛缓症、幽门狭窄等情况下，食物不能顺利向下行进，自然会出现症状。

说到第四个，我先考你一下，上、下消化道的分界标志在哪里？

学生　这是解剖学的基础知识，又是重点，我怎么可能不知道？上、下消化道是以屈氏韧带为分界标志的。

老师　很好。那么问题来了，屈氏韧带的功能仅是悬吊，既不参与消化，也不会对食物的行进方向产生影响，为什么要以屈氏韧带来划分上、下消化道呢？原因很简单，屈氏韧带又叫十二指肠悬韧带，顾名思义，它是用来悬吊十二指肠的。十二指肠包绕胰头，呈"C"字形，这样的形状具有强大的抗反流功能，所以事实上我们是以十二指肠的这项功能来划分上、下消化道的。

这就是我要讲的第四个抗反流机制，我们平时看待十二指肠的时候，往往更关注十二指肠大乳头在这里开口，但事实上十二指肠的抗反流功能非常强大，绝对不要忽视。

第五个是小肠。小肠在各种因素的作用下有可能形成肠梗阻，如存在肠套叠，则食物不能顺利前进，也会表现为呕吐等症状。

第六个是回盲部。在这里，消化道再次出现了一个拐弯，而且拐得相当不流畅，它的功能你自然也能想到。

接下来的结肠、直肠和肛门，我们暂且略过，关于它们的知识我们可以在其他病例中继续学习。

总之，我们在理解"呕吐"这个症状的时候，要非常清楚消化道的功能，以及"单向"行进的特点。在整个消化过程中，只要是对"单向"产生影响，导致食物不能顺利向下行进的，就都有可能导致呕吐现象。

学生 这么一步步分析下来，我想到了一些分析呕吐现象的思路。食物在消化道向下行进的过程中，性质是在不断变化的。如果是消化道的某一段出现了梗阻，呕吐物必然是该部位以上的内容物。所以，我们通过分析呕吐物的性质，就可以大致判断出病变的部位。很容易想到，当结肠出现梗阻的时候，呕吐物会有粪臭味，而小肠梗阻的呕吐物肯定不会出现这种情况。

老师，听了你的分析，我现在思路清晰了，现在就去针对消化系统对患者进行问诊和查体。

老师 稍等一下，我再考你一个解剖学基础知识：喉上神经和喉返神经哪个出问题的时候患者会出现饮水呛咳？

学生 喉上神经啊。

老师 再回答我一遍，是喉上什么？

学生 神经啊！噢，我知道了。你的意思是，神经系统的异常也会引起消化系统的症状，对吗？

老师 没错，千万别忘了，在颅内压升高的情况下患者也会出现呕吐，而且是喷射性呕吐。当患者存在呕吐症状的时候，一定不能忽视中枢神经系统疾病……好了，现在你可以去问诊和查体了。

临床情境二

经过问诊和查体，你得知张先生既往有腹部外伤史，并为此进行了手术治疗。从今天早晨开始，张先生就停止了排气排便。

查体：T 36.5℃，P 70次/min，R 18次/min，BP 120/85mmHg。神清语利，查体合作。心肺查体无异常。腹部平坦，腹部正中可见长约15cm陈旧性手术瘢痕，愈合良好。上腹部压痛阳性，无反跳痛及肌紧张。肠鸣音亢进，约8次/min，可闻及高调肠鸣音。神经系统查体未见异常。

了解到这些情况，你为张先生进行了腹部平片检查，结果显示可见多个气液平面，小肠扩张明显。

学生 老师，了解到患者有停止排气排便的情况后，我第一时间想到了肠梗阻。所以有针对性地进行了腹部平片检查，结果显示可见多个气液平面，和临床症状相符，因此张先生目前诊断为肠梗阻。

同时我对患者完善了神经系统检查，巴宾斯基征、克尼格征均为阴性，患者的鼓腮、示齿等动作也没有异常，从查体情况看并不符合中枢神经系统病变，因此我没有为他安排针对神经系统疾病的进一步检查。

老师 非常好。肠梗阻的诊断并不难，但是一定要排除其他系统疾病导致的呕吐症状，这一点你做得很好。

现在，我们应该进一步思考导致肠梗阻的原因。我们先分析一下张先生的病情，他既往有明确的腹部手术史，这给我们的诊断提供了明确的线索，目前最大的可能是手术导致的肠粘连，进而引起了肠梗阻。

学生 除了手术导致的肠梗阻外，还有其他类型的肠梗阻吗？

老师 这个知识点很基础，相信在你学习外科学课程的时候应该已经听老师讲过一遍了。

学生 是这样的，但是我学习的时候就有一些疑惑。肠梗阻可以按照梗阻原因、有无血运障碍、梗阻部位和梗阻程度进行分类。为什么肠梗阻需要这么多种不同的分类呢？

老师 在临床上，这几种分类方法虽然各不相同，但作用主要有两方面：首先，找到病因，这样才能针对病因进行治疗；其次，判断病情进展速度和危重程度，这样才能在最合适的时间决定治疗方式。也就是说，肠梗阻的分类是帮助我们理解患者病情的工具。

接下来，你能不能以张先生为例，以梗阻原因为标准进行分类，试着分析一下张先生肠梗阻的病情？

学生 我来试试看。就张先生的情况来说，我们考虑是肠粘连导致的肠梗阻，从梗阻原因看，属于机械性肠梗阻。除了肠粘连外，疝嵌顿、肿瘤压迫、肠套叠、异物等因素导致的梗阻都可以归类为机械性肠梗阻。

除了机械性肠梗阻之外，还有动力性肠梗阻。从这个类型的名称就能看出，动力性肠梗阻是由于肠道的蠕动功能出现了问题所致。

老师 很好，是这样的。简单地说，肠梗阻按照病因可以分为机械性肠梗阻和动力性肠梗阻两类，而对于这两类肠梗阻来说，动力性肠梗阻更为凶险。我们需要深入思考一下，在什么情况下会出现动力性肠梗阻，这其中有一种可能性非常凶险，那就是血运性肠梗阻。

顾名思义，血运性肠梗阻是肠道血流供应障碍导致的肠梗阻。血运性肠梗阻发生时，肠道由于缺少血流供应而停止蠕动，虽然肠道依然通畅，但是肠内容物无法行进，因此血运性肠梗阻归属于动力性肠梗阻。

由于缺乏血流供应，肠管会迅速发生坏死，病情进展非常迅速，因此需要医生迅速作出判断，尽快制订治疗方案。如果考虑存在肠管坏死的情况，应该尽快手术切除坏死肠管，并进行肠吻合术。

现在，你能理解肠梗阻按梗阻原因分类的意义了吗？

学生 你这么一说，我似乎明白了。从肠梗阻的原因出发，对判断病情的严重程度非常有意义，这决定了接下来的治疗方案。那么，肠梗阻的其他分类方法也是类似的作用吗？

老师 是的，刚才提到肠梗阻有好几种分类方法，它们都可以帮助医生对患者的病情进行判断。对疾病进行分类，最终目的是指导临床治疗，这是医学本身的特点决定的。

医学是一门强调实践的科学。针对肠梗阻这一疾病，不管分类多么细致，最终目的都是指导医生进行"二选一"，也就是在保守治疗和手术治疗之间进行选择。明白了这一点，你对各种分类方法的意义就能理解得更加清楚了。

那么，对于张先生的病情来说，在保守治疗和手术治疗之间，你认为应该选择哪种方式呢？

学生 张先生的情况目前考虑是肠粘连引起的梗阻，症状较轻，查体上腹部压痛呈阳性，但是没有反跳痛，这说明目前还没有出现腹膜刺激征，如果是血运性肠梗阻，患者的症状应该比目前重得多。根据上述情况，我认为张先生目前可以进行保守治疗。

老师 你的分析是有道理的。张先生目前并没有手术指征，我们需要给予他相应的保守治疗措施。

. . . .
临床情境三
. . . .

在老师的指导下，你给张先生安排了持续胃肠减压，纠正水、电解质紊乱及酸碱平衡失调，并给予抗生素治疗。经过一晚上的治疗，张先生的呕吐消失、腹痛缓解，在第二天早晨去了一次厕所，排便通畅。

学生 老师，肠梗阻的保守治疗方法并不复杂，这几种治疗方法和诊断之间有什么关系吗？

老师 这个问题问得很好，治疗和诊断是基于疾病的病理生理变化而进行的。现在我们来梳理一下肠梗阻的几项治疗原则，并且理解一下其中的病理生理变化。

首先是持续胃肠减压，别看这项操作很简单，只不过是给患者留置胃管，然后接上负压装置。但这可是肠梗阻的主要治疗措施，因为在疾病发生的时候，身体的变化往往会形成恶性循环。你能设想一下这是为什么吗？

学生 我想一想。当梗阻发生的时候，消化道内容物和气体无法正常排出，肠道会发生膨胀，在这种情况下肠道压力增大，给肠道供血的血管自然会受到压迫，影响肠道供血。刚才我们说过，缺血本身会导致肠梗阻，所以这是一个非常严重的恶性循环过程，即梗阻越严重，血供越差；血供越差，梗阻越严重。

老师　说得没错。持续胃肠减压可以有效排出消化道内容物和气体，减轻肠管膨胀导致的压迫血管的情况，也就是打破了恶性循环。所以这项治疗的意义非常大，千万不能因为操作简单而忽视了它的重要性。

其次是纠正水、电解质紊乱及酸碱平衡失调，这也是一项非常基础的治疗方式。在消化道相关疾病中，几乎都能看到这项治疗的身影。毕竟不管是呕吐还是腹泻，这些消化道常见的症状往往会造成大量体液丢失，自然也就容易造成水、电解质紊乱和酸碱平衡失调。

最后是使用抗生素。

学生　老师，这一点我没太明白。在没有接触外来病原体的情况下，为什么要使用抗生素呢？这算是滥用抗生素吗？

老师　消化系统与众不同。在正常的生理状态下，消化系统中存在大量细菌，并不是无菌环境。这一点和循环系统、神经系统完全不同。在发生疾病的情况下，这些平时正常存在的细菌就有可能兴风作浪，造成严重的感染。

正如刚才讲过的，在肠梗阻的情况下，肠道的血液循环存在障碍，肠黏膜屏障受到损伤。这样就有可能造成肠道细菌移位，或者细菌穿透肠壁到达腹腔，这些情况都会造成感染。简单地说，消化道并非无菌环境，因此在消化系统疾病发生时，要考虑到其中的细菌造成周围其他脏器和组织感染的可能性。

学生　这下我明白了，其实不管是诊断还是治疗，充分了解肠梗阻的病理生理过程都是非常重要的。

老师　是的，对于任何疾病，首先要理解其发生发展的过程，这样才能清楚疾病的表现，这就是诊断；医生人为地去阻断或改善疾病发生发展的过程，这就是治疗。它们之间是相辅相成、密切相关的。

经过一晚上的治疗，张先生感觉自己已经恢复了正常，呕吐、腹痛消失，排气排便正常，于是要求自动出院。你的带教老师和张先生以及他的妻子反复交代病情，但张先生还是坚持己见，签字之后办理了自动出院手续。

学生 老师，张先生的肠梗阻诊断非常明确，经过保守治疗症状已经缓解，而且张先生也办理了自动出院手续，咱们该做的事情已经做得差不多了吧。刚才你和他交代了很长时间的病情，有这个必要吗？

老师 非常有必要。其实对于肠梗阻来说，张先生的治疗本应该是刚刚开始。肠梗阻确实是明确的诊断，但是能引起肠梗阻的疾病实在太多了。尽管我们目前判断张先生的肠梗阻是肠粘连引起的，而且治疗也是有效的，但这依然不是最终答案。

虽然张先生有腹部手术史，但是在接诊和治疗的短短几个小时里，我们并没有机会对其进行完善检查。如果肠梗阻仅是肠粘连导致的，那倒还好，但是想想，我们是否排除了所有其他的可能性？并没有。有没有可能是肿瘤压迫肠管引起的梗阻呢？有没有可能是粪块嵌顿引起的梗阻呢？这些我们还都不得而知，所以现在并不应该让张先生出院，但是我们毕竟没有权力把患者强制留在医院，患者拥有选择权。面对这种情况，我们也只能尽力而为。

学生 看来我得把张先生的情况好好记录一下。万一他下次再来的话，这次的病历资料还能用得上。

老师 这样做很好。希望我只是想多了，但我确实有点儿担心，所以刚才和张先生及其妻子反复交代，一旦疾病加重，务必及时来医院就诊。

重点整理

在整个消化系统中，存在数个抗反流机制，凡是影响了抗反流机制的因素，都可以引起呕吐症状。在这些抗反流机制中，第一个是咽喉部的会厌，第二个是食管，第三个是贲门和幽门，第四个是屈氏韧带，第五个是小肠，第六个是回盲部。

在整个消化过程中，只要是对食物的单向行进产生影响的，就有可能导致呕吐现象。

肠梗阻可以按照梗阻原因、有无血运障碍、梗阻部位和梗阻程度进行分类。

肠梗阻的治疗原则包括持续胃肠减压，纠正水、电解质紊乱及酸碱平衡失调，以及使用抗生素。

消化系统并非无菌环境，因此在消化系统疾病发生时，要考虑到细菌造成周围其他脏器和组织感染的可能性。

 诊断点睛

医学是一门强调实践的科学。在肠梗阻这一疾病中，不管分类多么细致，最终的目的都是指导我们进行"二选一"，也就是在保守治疗和手术治疗之间进行选择。

对于任何疾病来说，首先要理解其发生发展的过程，这样才能清楚疾病的表现，这就是诊断；医生人为地去阻断或改善疾病发生发展的过程，这就是治疗。它们之间是相辅相成、密切相关的。

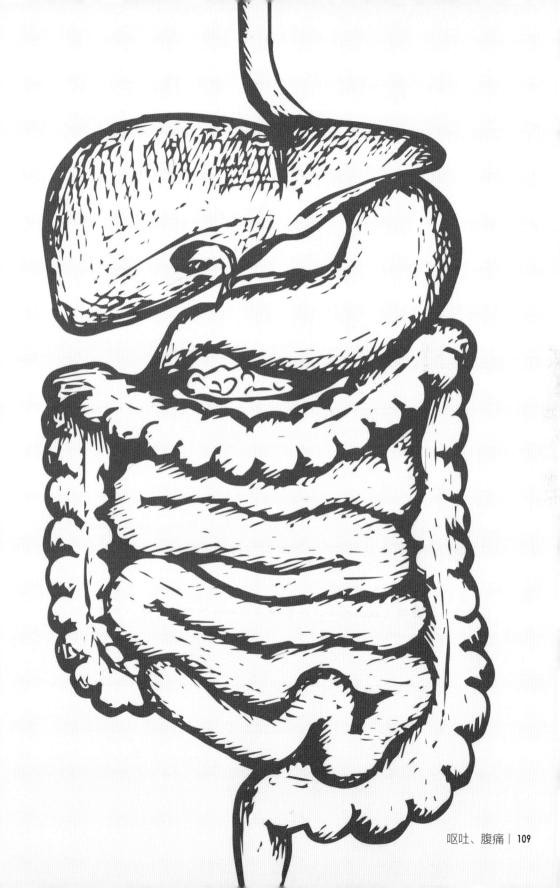

纳差、腹痛、神志异常

. . . .

临床情境一

. . . .

你在肾内科轮转的时候，接诊了一位 43 岁的患者林先生。对你而言，林先生的病情并不陌生，两个月以前，林先生就曾经在你这里住过院。当时，林先生被诊断为终末期肾病，血液生化检查显示血肌酐 801μmol/L，尿素氮 27.01mmol/L。于是你为林先生启动了肾脏替代治疗，在放置腹膜透析管后开始腹膜透析。

一开始，治疗过程非常顺利。在一个月以前，林先生依然居家进行腹膜透析，但没有明显诱因出现了恶心、纳差，而且情况越来越严重，后来还出现了呕吐，每天 1～2 次。林先生在当地医院查血肌酐 1 463μmol/L，但是没有进行进一步治疗，而是继续采用腹膜透析治疗。

今天大约 3 个小时前，林先生吃完饭后出现脐周绞痛，停止排气排便，于是到医院就诊。查体：T 37.8 ℃，P 110 次 /min，R 22 次 /min，BP 150/100mmHg，脐周压痛、反跳痛阳性，心肺查体未见明显异常。实验室检查示血白细胞 20.76×10^9/L，中性粒细胞 84.4%，血红蛋白 121g/L，血小板 112×10^9/L；血肌酐 1 287μmol/L，尿素氮 22.98mmol/L，血白蛋白 31g/L；淀粉酶 80U/L，脂肪酶 405U/L；肌钙蛋白 0.057μg/L；降钙素原 0.5～2μg/L。腹膜透析液常规：无色透明，细胞总数 60×10^6/L，多形核中性粒细胞 24×10^6/L。腹部立位 X 线片可见数个小气液平面。

老师 针对林先生的病情，你有什么想法？

学生 虽然林先生是一位终末期肾病患者，而且有比较严重的基础疾病，但是这一次就诊的病情并不复杂。林先生外出就餐后出现腹痛，停止排气排便，腹部 X 线片显示多个小气液平面，从症状和体征考虑，符合急性胃肠炎和不完全性肠梗阻的诊断。针对目前的病情，应该给予禁食水、持续胃肠减压、静脉注射抗生素等治疗，这些都是针对肠梗阻的常规治疗。

总的来说，林先生虽然有复杂的既往史，但是现病史并不复杂。

老师　关于你刚刚说的肠梗阻的诊断和治疗方法我是认同的，现阶段也应该尽快给予这样的治疗措施。

但是，"既往史复杂，现病史简单"这个观点，我觉得值得讨论一下。"现病史"是诊断学中的基础概念，凡是和此次发病有关的情况都应该算作是现病史，而不是既往史。

那么，我们回顾一下林先生的情况，其实在一个月之前，林先生在肾衰竭开始腹膜透析之后就已经出现了恶心、呕吐症状，而且血肌酐水平明显升高。也就是说，林先生的消化系统症状和终末期肾病之间很有可能存在联系。在这一次急诊的检查中，林先生的血肌酐水平依然非常高，提示存在较高的毒素水平，而较高的毒素水平有可能导致胃肠道反应。

尽管就目前的情况来说，林先生最紧急的情况是肠梗阻，但是在处理过肠梗阻之后，我们还是要弄清楚林先生的胃肠道症状和尿毒症之间有没有关系。你可以重新考虑一下，林先生的现病史应该从什么时候算起？是从今天出现脐周绞痛的时候算起，还是应该从更早以前的时间点算起？

学生　你这么一说我就明白了，两个月前林先生因终末期肾病就诊，进行了腹膜透析。尽管透析能够清除毒素，但似乎在这个时期林先生的透析效率不太高，患者体内的毒素水平居高不下。这些情况和今天他的病情可能存在联系，所以林先生的现病史应该从两个月前算起。

老师　还可以更完整一些。既然林先生目前的病情和他的肾病有关，那么现病史应该从他最初发现并治疗肾病开始。在整个治疗过程中，凡是和肾病有关的诊疗内容都应该算在他的现病史里。

现在，你应该重新详细地了解一下林先生的病史了。

学生 好的！

老师，我重新进行了病史采集，还把林先生以前的病历调了出来。原来，林先生的病史确实比较复杂。早在十年前，他出现过头晕、视物模糊等症状，血压高达 210/140mmHg，在当地医院诊断为高血压，给予三种口服降压药联合治疗，但是血压仍然控制欠佳。

四年前，林先生在体检时发现血肌酐 180μmol/L，但是这并没有引起他的重视，林先生并没有就此进行进一步治疗。

两年前，林先生因胸痛就诊，血压 180/100mmHg，进一步检查诊断为急性心肌梗死，当时放置了支架，之后长期使用冠心病的二级预防药物，主要包括抗血小板药物、降压药物和调节血脂药物。同时期完成部分检查：血肌酐 236.8μmol/L，尿素氮 7.8mmol/L；尿常规示尿蛋白（＋），潜血（＋）；24 小时尿蛋白 1.77g；肾动脉超声见双肾动脉起始段内径纤细，左侧显著。

就在发生心肌梗死这一年，林先生联合使用了三种降压药，并且都用到了最大剂量，但血压水平一直居高不下，这已经符合难治性高血压的定义了。几个月后，林先生在当地医院随诊，当时检查显示血肌酐 303μmol/L，尿素氮 8.90mmol/L，肾脏超声提示双肾体积已经出现萎缩，右肾长径 9.0cm，左肾长径 8.7cm。肾动脉造影提示左肾动脉开口至近段管状狭窄，最重处 80%。诊断考虑肾动脉狭窄以及由此导致的高血压、缺血性肾病。林先生左肾动脉置入 1 枚支架后血压变得容易控制，后续使用两种降压药就能将血压控制在比较满意的水平（130～140/80～90mmHg）。

一年前，林先生血肌酐 330μmol/L，复查肾动脉超声未见异常，当时血压依然控制得不错。

老师 很好，那么我们现在重新判断一下，林先生的现病史应该从什么时候算起呢？

学生　从现在掌握的资料看，林先生虽然是因呕吐、腹痛就诊，目前考虑存在急性胃肠炎和肠梗阻的情况，但是综合判断他的病情，更为严重的问题还是关于肾脏的。

所以，林先生的现病史应该从他开始发现肾病的时候算起，也就是四年前。如果我重新写林先生的主诉，我倾向于写为："血肌酐升高 4 年，腹膜透析 2 个月余，腹痛 3 小时。"

老师　你这回的病史采集比之前完整多了。在林先生的起病过程中，我们要体会一件事情：肾动脉狭窄会导致继发性高血压，而且这是很常见的继发性原因。这种继发性高血压在早期诊断之后，如果采用外科手段解除肾动脉狭窄，是有可能被"治愈"的。回顾林先生的病情，他存在明确的高血压，同时发现肾动脉狭窄，病程中使用三种降压药不能实现理想的血压控制，确实属于难治性高血压。林先生在放置肾动脉支架后血压变得容易控制，这也进一步验证了肾动脉狭窄导致高血压的可能性。如果早一点儿针对肾动脉狭窄进行治疗，不仅对于控制血压有益，而且可能会改变林先生肾功能衰竭的进展速度。

现阶段我们要先解决林先生的消化系统问题，开展相应的治疗，同时要把林先生身上发生的问题放在慢性肾衰竭的大背景下来考虑。

临床情境二

给予禁食水、持续胃肠减压、静脉营养支持和抗感染治疗 3 天之后，林先生的腹痛缓解，可以自主排气排便。考虑到林先生此前透析治疗中毒素清除不太充分，体内毒素水平仍然较高，故在消化系统症状缓解之后给予林先生自动化腹膜透析加强透析效果。

经过 4 天的治疗后，林先生的精神状态出现了异常。他开始烦躁不安，而且间断出现了情绪淡漠，夜间症状比较重，甚至出现了幻视、幻听、妄想、混乱、定向力障碍和记忆力障碍等症状。

老师　你能说说为什么在之前的治疗中我们要加强林先生的腹膜透析治疗吗？

学生　我是这样想的，林先生病情的每个细节都与慢性肾衰竭和腹膜透析有关。腹膜透析患者发生腹痛，并且伴随体温升高时，其实应该考虑到腹膜透析相关性腹膜炎，我们在第一时间进行了排除：林先生的腹膜透析液无混浊，细胞总数 $< 100 \times 10^6$/L，多形核中性粒细胞比例 $< 50\%$，不符合腹膜炎的诊断。另外，我们尝试对其使用针对肠梗阻的治疗措施后林先生的腹痛症状是明显好转的。

另外，林先生毕竟是刚刚开始进行腹膜透析的患者，他的操作技术或许还不娴熟，腹膜透析的毒素清除效率在林先生身上显得不那么充分。如果我们按照时间顺序对林先生的血肌酐水平进行整理，四年前是 180μmol/L，两年前超过 200μmol/L，一年前超过 300μmol/L，2 个月前超过 800μmol/L，这时候林先生开始进行腹膜透析。需要注意的是，经过早期的腹膜透析治疗，林先生的血肌酐水平仍在继续升高，恶心、呕吐的症状甚至比腹膜透析开始前还要明显，这不能排除体内毒素的胃肠道反应。因此，在肠梗阻症状缓解之后，进一步加强腹膜透析是很有必要的。

老师　经过腹膜透析后，林先生出现了精神状态异常，可谓是一波未平一波又起，那么现在针对林先生的病情变化，你有什么想法？

学生　现在看来，消化系统的病情可能只是小问题，林先生的主要病情是和肾脏有关的，而且出现了意识障碍，我认为是中枢神经系统受到了影响。既然林先生之前存在高血压，颅内血管的基础条件一定不太好，是不是应该首先考虑脑出血或脑梗死的情况？

老师 精神症状考虑和中枢神经系统相关，这肯定是没错的。不过，还没有查体就下这样的论断，还是草率了一些。现在你不妨去为林先生进行查体，然后重新回答我的问题。

学生 老师，林先生的查体情况是这样的：体温 37.1℃，心率 98 次 /min，呼吸 22 次 /min，血压 145/90mmHg，脉搏血氧饱和度（SpO_2）98%，双侧瞳孔等大等圆，直径 3mm，对光反射灵敏，眼球活动无障碍，伸舌居中，四肢肌力 5 级，肌张力不高，指鼻试验正常，四肢浅感觉正常，腱反射对称存在，颈软，无抵抗，双侧巴宾斯基征阴性。

从查体的情况看，确实不符合脑出血或脑梗死的表现，那么你是如何考虑的？

老师 林先生出现了意识障碍急性发作，可以归类为急性脑病综合征。他的意识水平尚可，但意识内容改变，高级智能活动受到影响，呈现谵妄状态，精神、思维和情绪明显改变，定位诊断倾向于额颞叶损害。

首先，我们要排查器质性精神障碍，如颅脑变性、感染、创伤、肿瘤、血管病或癫痫。林先生没有外伤史，起病迅速，并非卒中样发作，也没有癫痫症状，初步排除退行性病变、硬膜外或硬膜下血肿、卒中、颅内静脉血栓、癫痫等可能性；颅内肿瘤引发的精神改变通常不会短期内迅速加重，但要进一步行头颅影像学检查加以确认。

学生 在你的分析中，似乎已经初步排除了这些可能性。林先生的肾衰竭程度这么重，我们之前还考虑过尿毒症导致的胃肠道症状；同样，尿毒症毒素水平过高时，也可能导致脑病。那么，我们现在是不是应该直奔主题，围绕肾衰竭导致代谢性脑病进而引发精神异常这个方向进行诊断呢？

老师 有明确的方向当然很好，但是在临床工作中你应该时刻保持警惕。而且你需要清楚一件事，病情的"疑难"和"危重"是两回事，如有些晚期恶性肿瘤患者，已经到了只能给予姑息性治疗的阶段，病情危重但是未必疑难；有些患者病程很长、症状很轻，虽然一直不能明确诊断，但是不致危及生命，这就是疑难但不危重。

那么你觉得林先生的病情属于哪种情况呢？

学生　我觉得他的情况既疑难又危重。

老师　很好，能作出这样的基本判断，我们才能用更为警惕的态度进行诊断。既然你也想到了林先生的病情疑难，那么在诊断的过程中更是要重视一点，这也是任何一个上级医生都会反复强调的两个字——全面。对于这种疑难且复杂的病例来说，诊断思路必须全面，这样才能避免误诊和漏诊。

许多全身性疾病会引发颅脑内环境的改变，进而影响精神状态。结合林先生的肾衰竭病情和抗生素治疗的状态，我们需要警惕以下几个方面：首先，就像你提到的尿毒症脑病，对此我们已经为林先生加强了腹膜透析治疗，在增加治疗强度的背景下，进一步发生尿毒症脑病的可能性不大。其次，由于禁食水和肠外营养治疗，加之腹膜透析的影响，需警惕电解质平衡失调和低血糖的可能，对此血气分析和生化检查能够给出客观的评判。再次，患者之前有发热，需要警惕颅内感染，可以考虑腰椎穿刺检查脑脊液以排除感染；患者此前有肠梗阻，在不排除腹腔感染的背景下，或许会出现全身性炎症反应影响颅脑的情况，但是患者的腹部症状在抗生素治疗后已经出现好转，这种可能性不算太大。最后，对于使用抗生素治疗的透析患者，需考虑药物在体内蓄积导致的抗生素脑病。

除上述原因之外，我们还要考虑其他因素的影响，如心、肺、肝和内分泌疾病，这些疾病也有可能导致神经精神方面的并发症，可以进行相关检查逐一排除。

现在我们来一一说明：首先，心脑血管疾病，这就是你一开始所警惕的高血压脑出血，但是入院后我们观察到林先生的血压控制尚可，没有明显波动，发生相关脑血管疾病的可能性较低；另外，患者在透析治疗中水负荷无明显增加，不支持充血性心力衰竭的诊断。其次，肺部疾病，可进行血气分析排除低氧和二氧化碳潴留。再次，肝脏疾病，这方面的怀疑依据不足，毕竟患者没有肝病基础，体检无扑翼样震颤，肝功能正常，这些都不支持肝性脑病。最后，内分泌疾病，患者无糖尿病基础，酮症酸中毒的可能性较低，偏高的血压本身也排除了肾上腺危象的可能性。

学生 老师，听了你的分析，我有些震撼，这确实是"全面分析病情"的价值所在，现在我就去安排相关检查。

· · · · · · · · · · · · · ·
临床情境三
· · · · · · · · · · · · · ·

你针对林先生的情况完善了相关检查。生化：血肌酐 1 075μmol/L，尿素氮 13.56mmol/L，血钾 4.2mmol/L，血钠 146mmol/L，血钙 2.4mmol/L，葡萄糖 7.6mmol/L；血气分析：pH 7.428，动脉血氧分压 71.7mmHg，动脉血二氧化碳分压 38.6mmHg，碳酸氢根 25.1mmol/L，乳酸 1.6mmol/L；血氨 10.1mmol/L；红细胞沉降率 23mm/1 h，超敏 C 反应蛋白 31.88mg/L；血培养未见细菌生长；头颅 CT 未见明显异常；头颅磁共振成像见双侧脑室旁及半卵圆中心区多发斑点状异常信号影，考虑非特异性改变；脑电图示边缘状态，无特殊；腰椎穿刺压力 230mmH$_2$O（1mmH$_2$O=0.009 8kPa）；脑脊液常规示细胞总数 4×10^6/L，白细胞总数 2×10^6/L；脑脊液生化示蛋白 0.25g/L，氯 131mmol/L，葡萄糖 3.9mmol/L；脑脊液细菌涂片、真菌涂片、抗酸染色、隐球菌抗原均呈阴性；脑脊液抗 Hu、抗 Yo 和抗 Ri 抗体均呈阴性。

老师 很好，那么这些检查给了我们哪些信息呢？

学生 我们通过头颅影像学检查排除了血管性或占位性病变；脑脊液检查排除了颅内感染；脑电图没有看到癫痫波，考虑器质性精神障碍的可能性较小；生化检查排除了血糖异常和电解质平衡失调；血气分析排除了低氧血症、二氧化碳潴留及组织低灌注；炎症指标尽管有升高，但体检未见明确的感染部位，必要时可以进行血培养排除血行感染。

经过完善的检查，很多可能的诊断被我们一一排除，现在又回到了看起来毫无头绪的状态。老师，接下来我真的有些迷茫，不太清楚该如何诊治了。

老师 乍一看，林先生的病情似乎已经排除了所有可能，但是当我们把许多器质性脑病和系统性疾病的神经系统并发症排除之后，一个相对明确的方向就出现在我们面前，那就是代谢性脑病。我们很难第一时间得出代谢性脑病的诊断，需要先排除其他多种器质性病因。在我们之前的分析中也提到，林先生使用了碳青霉烯类抗生素，而这类抗生素可以引起神经系统副作用，终末期肾病患者使用的时候尤其需要警惕药物蓄积导致的抗生素脑病。

在之前的治疗中，针对患者肠梗阻继发感染的抗生素已经停用了，但它在体内蓄积所产生的影响仍可持续。为了加速抗生素的清除，我们可以尝试继续加强腹膜透析。

学生 老师，目前的思路似乎是相对肯定的，我们按照这个思路治疗看看。

临床情境四

遗憾的是，林先生的情况并没有好转。在经过腹膜透析治疗 3 天之后，林先生的谵妄症状进一步加重，整夜胡言乱语，并且责骂家人。查体：双侧瞳孔等大等圆，对光反射灵敏，视物僵直，不能配合更多眼部检查，回答不切题。

老师 现在，我们又该如何考虑林先生的病情呢？

学生 老师，林先生使用的抗生素是我下的医嘱，他使用的是亚胺培南，现在已经停药，而且还在进行腹膜透析。如果是代谢性脑病，经过这样的治疗，病情应该会有所好转，但是林先生的病情反而加重了，这确实太奇怪了。

老师 诊断的过程其实就是不断排除各种可能性的过程。经过前面那么长的诊断过程，我们已经排除了很多可能性，最后把患者的脑病归结为代谢性脑病。根据患者的治疗反应，我们把抗生素脑病的可能性也排除了，但这并不代表所有的代谢性脑病都被排除了。

在病情复杂、难以找到线索的时候，我们更应该冷静，对患者的病情进行系统性回顾和梳理，在之前没有注意到的细节中寻找线索。现在，我们带着"代谢性脑病"这个疑问回顾林先生的病程，会发现什么呢？

我们需要梳理一下，在林先生出现谵妄之前，还有哪些因素可能导致这个问题？

对于林先生而言，他的内环境其实经历了一次比较重要的变化：患者先后经历了腹膜透析、肠梗阻之后禁食水和使用静脉营养治疗。腹膜透析除了排出毒素和体内代谢废物外，也会由此丢失一部分有用的营养物质。静脉营养尽管尽可能提供了生命活动的必需成分，但是毕竟和正常饮食不同，还是可能出现一些微量元素的匮乏。那么你能想到什么呢？

学生 我大概想到了，难道你要说的是维生素？

老师　能想到这一点很好，在排除其他多种可能性之后，Wernick-Korsakoff 综合征的可能性就浮现出来了。该综合征属于代谢性脑病，是由维生素 B_1 缺乏导致的。维生素 B_1 是细胞能量代谢关键酶的辅因子，它的缺乏会导致三羧酸循环障碍。大脑细胞的能量代谢完全依赖葡萄糖氧化，硫胺素，也就是维生素 B_1 缺乏时，脑细胞的能量代谢异常，引发脑组织乳酸堆积和酸中毒，干扰神经递质活动，最终导致中枢神经系统功能障碍。

Wernick-Korsakoff 综合征最常见的危险因素是慢性酒精中毒。长期禁食或饥饿引起的维生素 B_1 摄入不足，或透析导致的维生素 B_1 丢失过度，亦是引起该综合征的危险因素。林先生在禁食水的基础上进行了自动化腹膜透析，又并未额外补充维生素，存在多种维生素 B_1 缺乏的诱因。

那么，我们现在应该给予林先生什么样的治疗呢？

学生　在有可能诊断的情况下，选择什么样的治疗也就不难了。我们可以给予林先生静脉输注维生素 B_1。

临床情境五

予以林先生静脉输注维生素 B_1 500mg，每日 3 次。因维生素 B_1 为水溶性维生素，为减少腹膜透析的剂量丢失，将自动化腹膜透析改为持续不卧床腹膜透析，日间 3 组，每组 4 小时，并在每组腹膜透析液中添加维生素 B_1 200mg。维生素 B_1 治疗第 1 日，输液 0.5 小时后患者神志几近恢复，但停止输液 4 小时后再次出现精神障碍。治疗第 2～3 日，患者神志正常的时长增加。治疗第 5 日，患者神志恢复，对答切题，定向力正常，恢复自主进食，遂改为静脉输注维生素 B_1 500mg，每日 1 次，继续使用 3 日后改为

口服维生素 B_1 20mg，每日 4 次，并停止在腹膜透析液中添加维生素 B_1。
患者神志持续正常，出院时改为口服维生素 B_1 10mg，每日 3 次。

老师 经过上述治疗后，林先生的症状得到缓解，在之后的腹膜透析治疗过程中也未再出现精神障碍。通过这个病例，相信你会对诊断过程中需要全面考虑各种可能性有了更深入的认识。

重点整理

腹膜透析患者发生腹痛，并且伴随体温升高时，应该考虑腹膜透析相关性腹膜炎的可能性。

医生很难第一时间得出代谢性脑病的诊断，需要先排除其他多种器质性病因。

神志异常需要注意定位分析和定性分析。

维生素 B_1 是细胞能量代谢关键酶的辅因子，它的缺乏会导致三羧酸循环障碍。Wernick-Korsakoff 综合征最常见的危险因素是慢性酒精中毒。

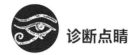 **诊断点睛**

"现病史"是诊断学中的基础概念，凡是和此次发病有关的情况，都应该算作是现病史，而不是既往史。

病情的"疑难"和"危重"是两回事，如有些晚期恶性肿瘤患者，已经到了只能给予姑息性治疗的阶段，病情危重但是未必疑难；有些患者病程长、症状轻，虽然一直不能明确诊断，但是不致危及生命，这就是疑难但不危重。

在病情复杂、难以找到线索的时候，我们更应该冷静，对患者的病情进行系统性回顾和梳理，在之前没有注意到的细节中寻找线索。

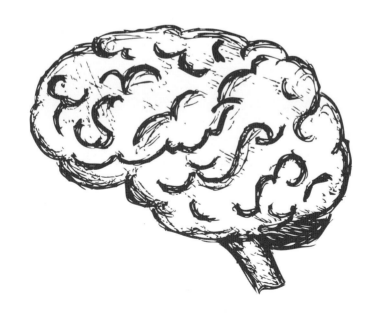

便中带血

当你还在肾内科病房轮转的时候，接诊了一位肾炎患者，她是精明干练的郑女士。郑女士今年48岁，她穿着一身职业装，哪怕是在办理住院手续的时候，也一直在打电话安排工作上的事情。住院之后，她坚持不让家人陪护，很显然独立自主的行事风格已经体现在她生活的方方面面。

郑女士十分通情达理，关于治疗方面的事情十分信任医生的专业判断，依从性很高，在住院期间和你相处得十分融洽。今天临近中午的时候，你和带教老师正要结束上午的工作，郑女士突然找到你们，说她最近几天大便带血，之前不好意思说，但经过这段时间的接触，对你们很信任，这才克服了自己的羞怯，说出了大便带血的情况。

老师　关于便血，我们应该从哪些方面考虑呢？

学生　完善的病史采集和体格检查是诊断的基础，在此之前的一切猜测都是不可靠的。我认为首先应该去做这些基础工作。

老师　很好。不过在这之前，其实我们应该先明确一件事，患者所说的"便血"，到底是不是血。在我们的教材里，只要说到便血，就会从发病机制、鉴别诊断这些事情说起。但是医学是研究人的科学，人生活在复杂的社会环境中，经常会出现各式各样的、超出我们想象的可能性，而这些可能性都没有被写入教材。

有这样一个生动的例子可以给你一些启发。一位有机磷中毒的患者，入院之后医生给予其碘解磷定治疗。之后患者吐了一口痰，而且吐在了纸巾上，结果患者惊奇地发现痰液居然是蓝色的，你觉得原因是什么？

学生　这道题是真的超纲了，我不知道。

老师　其实很简单，由于制造工艺的原因，部分纸巾中含有淀粉成分。这位患者使用了碘解磷定，痰液之中含有少量的碘成分，碘和淀粉相遇自然就会呈现出蓝色。明白了原理之后，吐出蓝色痰液这件事就不是什么疑难问题了。

学生　纸巾中含有淀粉这一点确实是超纲了，我学的是临床医学专业，又不是造纸专业，不知道这个似乎也很合理。

老师　是的，很多知识和我们的临床工作并没有直接关系，对于医生来说它们确实是超纲了，也不是必须要掌握的。但是，当你的患者遇到了一些特殊问题，也许就恰巧用上了某些平时看上去没有用的知识。你总不能对患者说："对不起啊，这是我的知识盲区。"

之所以说这些，其实就是想告诉你，当患者认为自己便血的时候，首先要排除食物引起的大便颜色改变。当然，在此之前我们先得知道大便带血是什么样子的，你试着说一说。

学生　从外观上，便血大致分为三种。第一种是黑便，第二种是暗红色血，第三种是鲜血。出血的位置不同，便血的性质也就不同，毕竟消化系统本身就有消化作用。胃部出血经过消化系统的作用，排出的时候就呈现黑便的状态；结肠出血就会呈现暗红色的陈旧血性成分；直肠、肛门部出血则呈现鲜血状态。此外，当上消化道出血量较大，且伴有比较活跃的肠蠕动时，也有可能表现为鲜血便。

老师　这些基础知识你掌握得不错，那么有哪些食物会造成大便性状改变，并且容易被人误认为是便血呢？其实简单地说，能让大便变黑或者变红的食物都可以。

在比较常见的食物里，吃完巧克力饼干，第二天排便就有可能出现黑便，红心火龙果则会让大便呈现红色，看起来像是便血。这些虽然看着吓人，其实只不过是食物的颜色罢了。

从医学教育的角度看，这些知识当然超纲，而且看起来似乎不值一提。但是当你真正遇到虚惊一场的"便血"，自然就会知道这些看似无用的知识还是能派上用场的。

学生　老师你说的这些确实拓宽了我的知识面，不过针对郑女士的具体情况，我们应该如何判断是真的便血，还是其他因素导致的"便血"呢？

老师　这不是什么难题。患者也许会搞错，但是身为医生绝对不能搞错。耳听为虚，眼见为实，凡是遇到这样的情况，你一定要亲眼看一下大便的性状，而不是单纯地听患者的描述。

现在你应该知道自己要做什么了吧。首先，去看看郑女士排便的实际情况，确定是不是便血，这样做还能了解便血的量和性质。其次，进行病史采集和体格检查，进一步明确便血的原因。

抓紧时间，加油。

临床情境二

你按照老师的要求对郑女士的排便情况进行了了解。经过观察，可以排除食物导致的大便颜色改变。郑女士确实存在便血症状，出血量少，为暗红色，与大便混合。患者无排便时肛门疼痛，无便后肿物自肛门脱出，无排便困难，无腹痛、腹泻。

查体：患者生命体征稳定，心肺查体无异常。腹平软，无压痛、反跳痛及肌紧张，未触及肿块。肛门无畸形，无溃疡，无肿物脱出。指诊肛门紧，未触及肿物及溃疡，退指时指套可见陈旧性血迹，量少。

老师 经过病史采集和体格检查，你现在对郑女士的病情有什么判断？

学生 老师，正像你之前所说的，考虑病情应该全面，而且要分清主次。郑女士毕竟是由于肾炎住院的，尽管有便血的症状，但是程度很轻，而且除了便血之外并没有其他伴随症状，腹部和肛门部查体也仅和便血有些许关系。我觉得还是要关注病情中最关键的环节，先治疗肾炎，之后再对郑女士的便血问题进行明确诊断。

老师 分清主次确实没错，但是也不要忘了，患者不是因为住在肾内科就只能得肾内科的相关疾病，而是因为根据此前的判断，她目前最适合住在肾内科而已。也就是说，不管患者在哪个科室住院，在什么时候出现症状，我们都应该对其病情进行全面了解，并且进行诊断。事实上，患者的其他症状很有可能影响现有疾病的诊断和治疗。

就拿肾炎和消化道出血来说。一方面，肾炎存在诸多的继发因素，也就是说，患者可能存在其他全身性疾病导致肾炎的发生，包括感染性疾病、免疫性疾病、代谢性疾病和肿瘤等。肾炎患者出现消化道出血的现象需要警惕血管炎，还需要排查有无消化系统肿瘤导致继发性肾脏疾病。

另一方面，对于肾炎，后期可能需要使用免疫抑制治疗，其中包含激素。如果患者存在消化道出血，那么在激素的使用上就存在一定的阻力。

所以，于情于理，对于当前患者出现的便血症状我们都不能不管。

我们重新审视一下郑女士的病情，便血症状虽然很轻，但是种种细节已经提示存在严重情况的可能性，应该引起我们足够的重视。

为了进一步明确我的猜想，你现在应该再去问患者一个问题，也是你之前漏掉的问题。你该问问郑女士，最近半年有没有便秘的问题，以及有没有腹泻和便秘交替出现的情况存在。

学生 老师，你猜得真准啊，郑女士在最近半年果然存在腹泻、便秘交替出现的情况。你是怎么想到询问这个症状的？还有，你现在对她的病情是如何分析的？

老师 便血的性质是陈旧性出血，这提示出血部位是结肠。那么和结肠相关的一系列疾病都有可能发生，如结肠癌、克罗恩病，以及溃疡性结肠炎。事实上，我们刚才提到的两个症状也只不过是针对便血症状的常规问诊，只是指向性稍微强了一点儿，这两个问题是针对结肠癌的。很不幸，郑女士的症状和右半结肠癌比较符合，因此需要重点进行这方面的排查。

学生 老师，我还有个问题。之前问诊的时候，其实我已经明确问了郑女士是否存在腹泻症状，她当时非常明确地否定了。但是当问到最近半年是否有腹泻和便秘交替出现的情况时，她又想起了自己的腹泻症状。为什么她的回答会存在矛盾呢？

老师 这个问题问得非常好，其实这个问题的核心是病史采集的可靠程度。事实上，问诊并不是简单的你问我答，而是要在保证患者能清晰、准确地理解问题的基础上准确地对自己的病情作出描述。

比如腹泻这个症状，如果仅是问"你有没有腹泻"，得到的答案未必准确。在很多情况下，患者并不能正确理解医生所说的症状的含义，就拿腹泻来说，大便一直不成形算是腹泻吗？每天排两次大便而且不成形算是腹泻吗？每次吃完饭就想去厕所算是腹泻吗？当医生和患者对症状的理解处在不同状态的时候，问诊的结果当然就可能不准确。

拿便血来说，对于同样的出血量，不同患者的描述有可能完全不一样。假设有一位患者说："我便血的量特别大，把便池都染红了"，另一位患者说："我就是有一点儿便血，量不多"，别看患者的描述差别很大，如果你亲自去看一下，两个人的便血量很有可能是几乎一样的。这就是我之前强调一定要亲眼看一下郑女士便血情况的原因，因为"眼见为实"并不是一句空话。

当然，说到让患者正确理解问诊的问题，这也提醒我们，面对不同知识背景的患者时，问诊方式需要在细节上有所变化，这正是临床工作的微妙之处。针对郑女士的情况，很明显她是位事业型女性，精力全都放在了工作上，很容易忽视自己的健康情况。当你问她是否存在腹泻症状的时候，她可能并没多想，或者说她平时根本没有关注这方面的情况。但是当你问她是否有腹泻和便秘交替出现的情况时，这对她更有提示价值，并且让她针对排便情况进行了更深入的回忆，于是对同一个问题的回答也就出现了修正。

总之，问诊的基本功就体现在这些细节之中，只有掌握了可靠的病史，才能进行后续的诊断工作。

学生　我学到了！既然目前考虑右半结肠癌的可能性大，那我现在就为郑女士安排相关检查。

. . . .

临床情境三

. . . .

你为郑女士安排了相关检查，多次便潜血检查均提示阳性。肿瘤标志物癌胚抗原（CEA）升高，请消化科和基本外科会诊，同样建议排查结肠癌。电子结肠镜显示，距肛门约100cm处可见菜花状肿物生长，环绕结肠腔，质脆，触之易出血，内镜不能通过。取活检4块，送病理检查，病理检查示高分化腺癌。

学生　老师，你是对的。针对郑女士的病情，相比于肾炎来说，结肠癌才是主要诊断，肾炎反倒成了次要诊断。但是我还想问一下，都是结肠癌，为什么左半结肠癌和右边结肠癌的临床表现有差别。

老师　这个问题并不难解答。结肠只有两个功能，一是储存食物残渣，二是吸收水分。我们知道，结肠的长度很长，而且还吸收水分，所以在结肠的两端，内容物的性质已经发生了很大的改变。在左半结肠，肠内容物的水分被吸收得差不多了，已经形成了粪便，如果在这个位置出现了肿物生长，就更容易引起梗阻症状。右半结肠则相反，内容物水分多，所以会引起结肠功能紊乱，出现腹泻和便秘交替出现的情况。

当然，从结肠的生理功能出发，我们还能想到另一个问题——为什么结肠癌往往发现得比较晚，就如郑女士的情况，肿瘤已经生长得快要堵塞肠腔了，但是临床症状却很轻微。这是由于结肠的功能之一是储存，同样是 1.0cm×1.0cm 的肿瘤，如果是长在皮肤上的黑色素瘤，已经极具视觉冲击力了，但同样大小的结肠肿瘤却不会对结肠的功能产生严重影响，这就是结肠癌早期几乎没有任何症状的原因。

这也解答了另一个问题，当郑女士提到自己便血的症状时，我们为什么应该给予足够的重视。

学生 老师，虽然针对郑女士的病情我们做了这么多分析，但其实在诊断的过程中，电子结肠镜检查的意义最大。毕竟，肿瘤标志物检查特异度不够高，下消化道造影也很可能不够直接，只有电子结肠镜检查不但可以直接看到肿瘤的形态，还能取活检送病理检查。

近年来，电子结肠镜检查已经越来越普及，从费用上看也不算十分昂贵，甚至可能比做一次 CT 还便宜。如果能把这项检查列为体检的常规项目，岂不是可以让很多患者更早地确诊？

老师 你的想法非常好。事实上，结肠癌的发生发展需要很长时间，只要能定期进行电子结肠镜检查，在发现结肠息肉的时候就及时进行处理，那么完全可以避免结肠癌的威胁。

每年查一次便常规＋潜血，每 5 年查一次电子结肠镜，这样就可以有效筛查结直肠癌。那么，应该从什么年龄开始进行筛查呢？各个国家的标准并不一致，不过有个标准比较明确，如果家中有直系亲属确诊为结直肠癌，那么把患者的发病年龄减去 10 岁，就是亲属应该开始进行筛查的年龄。

当然，现在这项筛查其实开展得不够广泛，大家对于结直肠癌的筛查也不够了解。如果条件允许的话，应该尽早进行筛查，这是对自己健康负责任的态度。

学生 回顾郑女士的病情，似乎总结起来并不复杂。当我们发现郑女士的便血症状后，进一步了解到便血是陈旧性出血，考虑是结肠出血，于是进行了电子结肠镜检查，进而明确了诊断。

对于这个病例来说，在能进行电子结肠镜检查的情况下确诊并不难，正如之前所说，结直肠癌的早期症状轻微，在这些症状中发现蛛丝马迹并且引起足够的重视才是最难的。

老师 如果时间倒退 30 年，你的说法就不正确，因为那个时候电子结肠镜还不够普及。医学检查技术进展非常迅速，在今天你的观点就具备了合理性。总之，对于患者细微的症状给予足够的重视是很有必要的。

学生 到现在，我们总算是完成了对于郑女士的诊断工作，接下来就应该请外科会诊，尽快为她安排手术治疗了。

老师 不，我们的工作还没有完成。别忘了，结肠癌最常见的远处转移是肝转移和肺转移，我们还需要进一步完善检查，对患者的病情进行全面评估。郑女士是否具备手术指征，是否需要先进行新辅助放化疗然后再进行手术治疗，这些都还没有确定。

对于诊断来说，包含着两方面的含义。一方面是明确疾病的种类，另一方面是要为治疗提供更完整的信息。

学生 好的，我现在就为郑女士安排相关检查，而且还要向她交代病情，我们应该直接告诉她病情呢，还是先告诉她的家属，再决定是不是要让她本人知道呢？

老师 在临床实际工作中，向恶性疾病患者隐瞒病情是很常见的现象，尤其是面对老年患者的时候，患者的子女经常要求医生对父母隐瞒病情。但是，知情同意权是患者的基本权利，我们从什么时候开始，有权决定别人的生死了呢？

随着社会的发展，目前的观点更多倾向于让患者本人了解病情，事实上，这也是医学人文关怀的重要体现。

重点整理

出血的位置不同，便血的性质也就不同。胃部出血经过消化系统的作用，排出的时候就呈现黑便的状态；结肠出血会呈现暗红色的陈旧血性成分；直肠、肛门部出血则呈现鲜血状态。

在左半结肠，肠内容物的水分被吸收得差不多了，已经形成了粪便，如果在这个位置出现了肿物生长，就更容易引起梗阻症状。右半结肠则相反，内容物水分多，会引起结肠功能紊乱，出现腹泻和便秘交替出现的情况。

结直肠癌的筛查：每年查一次便常规 + 潜血，每 5 年查一次电子结肠镜。上述方式可以有效筛查结直肠癌。

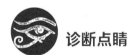 **诊断点睛**

医学是研究人的科学，人生活在复杂的社会环境中，经常出现各式各样的、超出我们想象的可能性，而这些可能性都没有被写入教材。

事实上，问诊并不是简单的你问我答，而是要在保证患者能清晰、准确地理解问题的基础上准确地对自己的病情作出描述。

面对不同知识背景的患者，问诊方式需要在细节上有所变化，这正是临床工作的微妙之处。

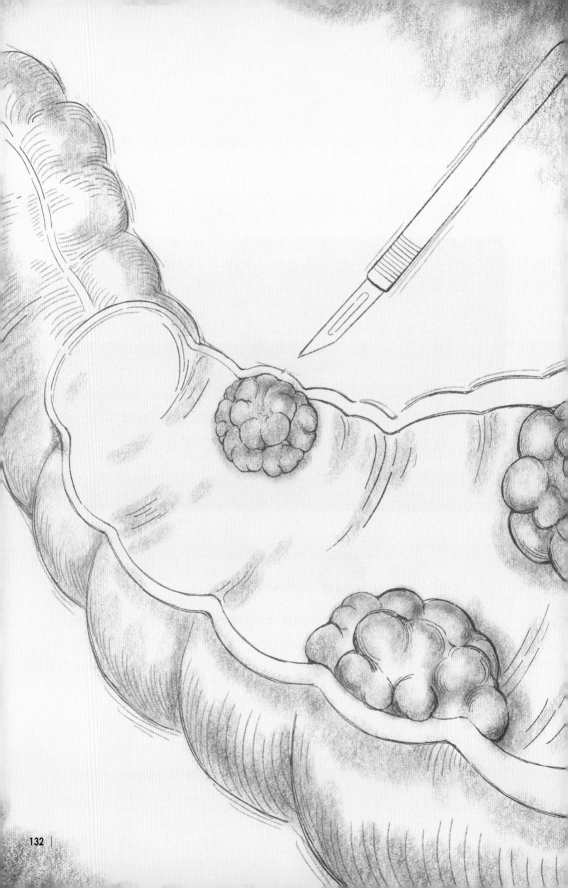

便血、肛周疼痛

一天晚上，你和带教老师在病房值夜班。由于住院患者病情比较平稳，所以你俩有时间在办公室整理出院病历。正在这个时候，你的一个亲戚打来电话，向你说起最近一周他出现了便血，伴随肛门疼痛不适，疼痛较为剧烈，通常出现在排便之后，而且会持续半个小时左右。你详细询问了他的病情，了解到他的便血为鲜血，量少，附着在大便表面，排便时没有肿物自肛门脱出。

你很有信心地告诉亲戚，血液新鲜说明出血部位在直肠、肛管，而最常见的情况就是痔，俗话说"十人九痔"，这没什么大不了的，用点儿对症治疗的栓剂就可以了。

当你挂掉电话的时候，发现带教老师正笑眯眯地看着你，这让你隐约觉得哪里不对。

学生 老师，你这副表情是什么意思，是不是我刚才说错了什么？

老师 对错放在一边，我先给你讲一个希腊神话故事吧。

在希腊神话里，有两大悲剧家族，出现了一系列悲剧英雄，这两个家族分别是卡德摩斯家族和坦塔罗斯家族。在整个希腊神话里，最著名的悲剧英雄俄狄甫斯就出自卡德摩斯家族。

俄狄甫斯的父亲是忒拜城的国王，在俄狄甫斯刚出生的时候，他的父亲就去神庙求了一道神谕。神谕说，这个孩子的一生充满了悲剧，而且注定会杀父娶母。听到这样的说法，俄狄甫斯的父亲吓坏了，于是就把孩子遗弃了。

说起来，俄狄甫斯的名字和杀父娶母的情节让你想起了什么？

学生 哦，弗洛伊德提出的"俄狄甫斯情结"就是来自这个故事吗？

老师 没错，看来你的心理学课程倒是学得挺扎实的。我们接着往下讲。

俄狄甫斯毕竟是注定成为英雄的人，当然不会死，之后他被另外一个国王收养，就这样长大成人，他完全不清楚自己的身世。俄狄甫斯长大之后四处游历，在旅行的途中真的遇到了自己的亲生父亲，因为不认识，在冲突中他失手杀掉了自己的亲生父亲。

就这样，忒拜城就没有了国王。于是俄狄甫斯的母亲发出了悬赏，谁能够杀死忒拜城外那个叫斯芬克斯的怪物，谁就能娶她为妻，而且还能继承整个忒拜城。

斯芬克斯是个非常著名的怪物，他蹲在大路边上，向来往的行人提问题，如果答错了，就会被它杀死。当俄狄甫斯来到斯芬克斯面前的时候，怪物提出了那个著名的问题："什么动物早晨四条腿，中午两条腿，晚上三条腿？"俄狄甫斯毫不犹豫地说出了正确答案——人。

斯芬克斯在听到正确答案之后就羞愤地跳崖自杀了，而俄狄甫斯就像英雄凯旋一样来到了忒拜城，娶了自己的母亲，并且继承了父亲的国家。这个著名且充满悲剧色彩的经历，让俄狄甫斯成为家喻户晓的悲剧人物。

学生 老师，故事很精彩，但是这和医学有哪怕一点儿关系吗？

老师 嗯，这个铺垫有点儿长，但还是有关系的。刚才说到斯芬克斯杀人，它杀人的方式是把人掐死，而"掐"这个动作显然和括约肌的收缩动作有些相似，因此 sphincter（括约肌）这个单词就源自斯芬克斯（Sphinx）的名字。记住这个故事，你就永远不会忘掉 sphincter 这个单词的拼写了。

在肛门周围有这样一个括约肌很值得一说，叫作肛门内括约肌。你肯定熟悉，直肠的肌肉是"外纵内环"，而直肠的环形括约肌在末端就变得稍微发达了一些，于是被命名为肛门内括约肌。

肛门内括约肌虽然叫"括约肌"，但是对括约肛门没有任何作用，仅对排便起到辅助作用，毕竟它是从直肠的环形肌肉延续而来。这个肌肉虽然不显山不露水，但是对于肛裂这种疾病来说，从发病机制、诊断标准、手术指征，乃至后续保守治疗的原理，均和肛门内括约肌相关。只要理解了这一点，你就能理解一种疾病。

学生 现在我才终于有了一些头绪，你是打算给我系统地讲一下肛裂是怎么回事吧？

老师 这当然是一方面的原因，另一方面的原因是告诉你，在刚才的电话里，你说你家亲戚得痔的可能性比较大，这或许不对。我个人觉得肛裂的可能性更大。当然，这样的问诊能够获得的信息太少，很容易出现漏诊和误诊，还是要让他到肛肠外科就诊，明确诊断之后再考虑治疗方式的选择。

·············
临床情境二
·············

在繁忙的临床工作中，难得有这样的机会听上级医生详细讲解某种疾病。于是你赶紧从书架上拿出外科学教材和解剖图谱，只不过办公室的书架里确实没有希腊神话故事，这似乎略显遗憾。

老师 不要找神话故事了，已经讲完了，那个故事只不过是让你方便记忆、加深印象，不要喧宾夺主。

现在我给你讲一下肛裂是如何发生的。你肯定已经学过，肛裂通常是机械性损伤造成的。通俗来说，大便干燥撑破了肛门，破溃的地方会形成溃疡面，而这会引起疼痛、出血，通常出血量不多。也就是说，初次发作的肛裂的典型症状是便血伴肛门疼痛，这和痔的症状有了区别，痔的症状是无痛性便血。

在日常生活中，人们经常会觉得痔的症状就是出血和疼痛，这个所谓的"常识"其实并不正确。事实上，这种情况很常见，我们医务工作者日常工作的一部分就是和这些错误的"常识"作斗争。

学生　现在我知道了，我亲戚的症状是便血伴疼痛，更符合肛裂的表现。

老师　是的，了解便血的伴随症状有利于诊断，而且便血的性质同样会给我们提示。肛裂的出血位置在肛门，所以便血的性质是鲜血，不会和大便混在一起，而是附着在大便表面。同样，肛裂本身的特点决定了只有在排便的时候出血，而排便结束之后便血也就停止了。

这些细节都有助于与结直肠癌等疾病进行鉴别，结直肠癌的出血是肿瘤破溃导致的，不管患者是不是在排便，出血都会发生，而且结直肠癌导致的便血是陈旧性的。

知道了这些差别，我们就能理解一项非常重要的查体，也就是直肠指诊。如果是痔或者肛裂，指诊退指套的时候指套上是不会带有血迹的。一旦指套带血，就要引起医生的高度重视了。

此外，肛裂的溃疡面会刺激周围组织，在肛门内形成肛乳头肥大，在肛门外则会形成哨兵痔。肛裂的溃疡面本身、肛乳头肥大以及哨兵痔，它们是肛裂的"三主征"，根据这些表现诊断肛裂并不难。

学生　老师，你讲得真清楚，肛裂的诊断到这里也就差不多了吧？不过这和你刚才提到的肛门内括约肌有什么关系呢？

老师　别急，肛裂的知识才刚刚开始。刚才我们讲完了初次发作的肛裂，而初次发作的肛裂通常可以自行愈合，并不是什么严重的问题。但是，任何一种看似简单的疾病都不简单，真正需要引起我们重视的问题是慢性反复发作的肛裂。

那么，肛裂为什么容易反复发作呢？这时，我们的主角——肛门内括约肌就要登场了。肛裂的溃疡面会刺激肛门内括约肌，造成该肌肉增生、增厚。当然，肌肉的增生、增厚肯定不会在短时间内出现，这是一个漫长的过程。

当肛门内括约肌增生、增厚之后，在排便时就会引起痉挛收缩，这会造成剧烈的疼痛不适。由于疼痛，肛裂患者会对排便产生一些恐惧心理，于是排便的间隔时间就变长了。大便在结肠中的存储时间越长，自然就越容易出现大便干燥。那么，大便干燥会导致什么后果呢？

学生　大便干燥……会导致肛裂吧？这样岂不是形成了恶性循环？

老师　是的，肛裂如果反复发作，就会形成"肛裂—肌肉增生—肛门狭窄—肛裂"的恶性循环。所以你应该知道，真正困扰肛裂患者的疼痛并不是溃疡面带来的，而是肛门内括约肌痉挛收缩引起的。

正因如此，肛裂的特点并不是排便时疼痛。我们现在需要回顾一下排便的过程。正常情况下，直肠中是没有大便的。当结肠中的大便向下行进，到达直肠的时候，就会刺激直肠的感受器，神经信号传至大脑，告诉我们的中枢神经系统，需要"卸货"了。

之后，中枢神经系统发出反馈，使直肠、肛门周围的肌肉作出相应的反应，促使大便排出。还记得肛门内括约肌的功能吗，它没有括约肛门的作用，而是辅助大便排出。在这个时候，肛门内括约肌会出现痉挛收缩，于是引起了剧烈疼痛，所以肛裂的疼痛会出现在排便之前。

在排便过程中，干硬的大便撑开了肛门内括约肌，痉挛因此消失，于是在排便时疼痛反而消失了。但是在排便之后，肌肉痉挛再次出现，而且会持续很长时间，可能是几分钟、十几分钟，甚至是几小时。

学生 我现在知道肛裂的疼痛为什么这么剧烈了，而且为什么会呈现特殊的规律。那么针对这种情况，应该如何治疗呢？

老师 毫无疑问，只要打破刚才我们说到的那个恶性循环，肛裂自然可以得到缓解。

可以通过手法扩肛治疗肛裂。这个疗法思路很简单，手法扩肛是一种机械性损伤的方式，只要把肛门内括约肌进一步撕裂，那么痉挛自然就缓解了。

学生 听起来有几分道理，但为什么我觉得这个方法不像是能从根本上解决问题的呢？

老师 你想得很对，手法扩肛虽然能暂时缓解肛裂的症状，但毕竟会进一步损伤肛门内括约肌，从长远来看反而会导致病情加重，目前这种治疗方法在临床上已经较少使用了。

除此以外，温水坐浴也可以缓解肛裂症状。通俗地说，就是准备半盆温水，患者将臀部泡在温水中 10~15 分钟，这样做同样可以缓解肌肉痉挛。理论上讲，这种方式是依靠水温达到缓解痉挛的目的，所以在坐浴时并不需要添加药物。

还有一个打破恶性循环的方法，即通过调整饮食来预防大便干燥。这才是从根本上预防和解决肛裂问题的方法。如果肛裂反复发作、病情较为严重，仅依靠饮食调节则改善效果很有限。

学生 如果是这样的话，还有其他方法吗？

老师 当然是手术了。肛裂的手术指征很简单，当患者排出的大便比平时明显变细的时候，说明肛门内括约肌的狭窄已经十分严重了，已经出现了明显的肛门狭窄。查体时可以触及肛门内括约肌增生、增厚，部分患者甚至无法配合医生完成直肠指诊。在这种情况下，就不要强行进行指诊了，这会给患者带来极大的痛苦。

手术的关键是切断已经增生、增厚的肛门内括约肌，使用最直接的方式打破恶性循环。可以切断肛门内括约肌的原因还是基于它的生理功能只是辅助排便，而不是括约肛门，所以即使切断了它，也不会造成肛门失禁。

在学习外科学的时候老师肯定讲过，在手术过程中会一并切除肥大的肛乳头以及哨兵痔。现在你应该知道，学习一种手术要理解其原理，这样才能清楚了解哪个步骤是最为重要的。

学生　现在我知道了，学习肛裂这种疾病，要了解疾病的整个病理生理过程，这样才能真正理解疾病发生发展、诊断治疗的全过程。

- - - - - - - - - - - - -
临床情境三
- - - - - - - - - - - - -

听完了带教老师的讲解，你明白自己给亲戚的建议不够准确，于是赶紧打了个电话，建议亲戚到医院就诊，进行完善的病史采集和体格检查，在明确诊断的基础上进行治疗。如果确诊为肛裂且存在严重的肛门狭窄，还需要进行手术治疗。

挂掉电话，你觉得今晚这个夜班很有收获，不仅给亲戚提供了恰当的医疗咨询，而且对于肛裂这种疾病有了全面的认识。只不过，你发现带教老师再一次笑眯眯地看着你，你觉得他似乎还有话想说。

学生　老师，关于肛裂我是不是还有没掌握的知识？

老师　差不多学完了。现在我考考你，肛裂的溃疡面最常出现在什么位置？

学生 这个不难。既然和大便干燥有关系，那么当然是排便时承受压力大的部位容易出现肛裂。在排便时，肛门的正前方和正后方承受的压力较大，所以这两个部位是肛裂最常见的位置。

老师 很好。如果你在接诊肛裂患者的时候发现溃疡面出现在肛缘正前方和正后方以外的位置，应该如何考虑呢？

学生 我想一想。这个时候，我们需要再次从诊断的基本要求出发，即全面、系统，哪怕是对肛裂这种简单的疾病，也永远不要满足于现有诊断，要对各种可能性进行充分的考虑。

对于肛裂来说，如果发生在不常见的部位，那么就要想到是不是结肠疾病或者全身性疾病在肛周的局部表现，如溃疡性结肠炎、克罗恩病，这些疾病在病情较为严重时同样可能导致肛门溃疡，一定要和普通的肛裂进行区分。

老师 你说得对。肛裂虽然是外科疾病，但也要想到潜在的内科疾病的可能性。还是那句话，患者不会按科室得病。我还要补充一种相对罕见的疾病，叫作白塞综合征，这种疾病的典型症状是反复发作的肛门和口腔溃疡。虽然是罕见病，但我们也应该知道它的存在。

对于患者来说，就诊的目的是解决肛门问题，但是医生有可能会在问诊时关注患者是否存在口腔溃疡，这样的情况看起来有些好笑，但确实是严肃的医学问题。我们所从事的专业就是这样，在非医学专业的人来看，有时不太容易理解。但是，看似可笑的事情背后，同样隐藏着科学知识。

学生 真是没想到啊，在肛裂这样的小毛病背后，还隐藏着这么多的可能性。不过我还有一个问题，老师，你今天对于肛裂的讲解很有条理，但是和你之前给我讲诊断的逻辑不太一样啊。

老师 是的，能发现这一点很好。这也是你在学习时需要非常注意的事情，今天并没有接诊患者，所以我是以疾病为中心进行讲解的，从病理生理变化到症状，从症状入手进行诊断。在确诊之后，治疗方式也取决于病理生理变化。

在实际接诊患者的时候，我们的思路是反过来的，首先从临床症状去判断是何种疾病。这也提醒我们，想要作出正确的判断，就需要对各种疾病的病理生理变化有充分的了解。一定要在平时下功夫，接诊患者时才能有底气。

对了，肛乳头肥大和哨兵痔出现的原理我并没有讲，这个知识虽然考试会考，但是对于临床的意义却未必那么大，你有空可以看书复习一下。

好了，咱们接着整理出院病历吧。

重点整理

对于肛裂这种疾病来说，从发病机制、诊断标准、手术指征，乃至后续保守治疗的原理，均和肛门内括约肌相关。

肛裂的溃疡面本身、肛乳头肥大以及哨兵痔，是肛裂的"三主征"。

肛裂如果反复发作，就会形成"肛裂—肌肉增生—肛门狭窄—肛裂"的恶性循环。

肛裂的治疗方式包括手法扩肛、温水坐浴、饮食调整和手术，其中手法扩肛已经趋于淘汰。

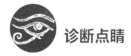 **诊断点睛**

想要作出正确的判断，就需要对各种疾病的病理生理变化有充分了解。一定要在平时下功夫，接诊患者时才能有底气。

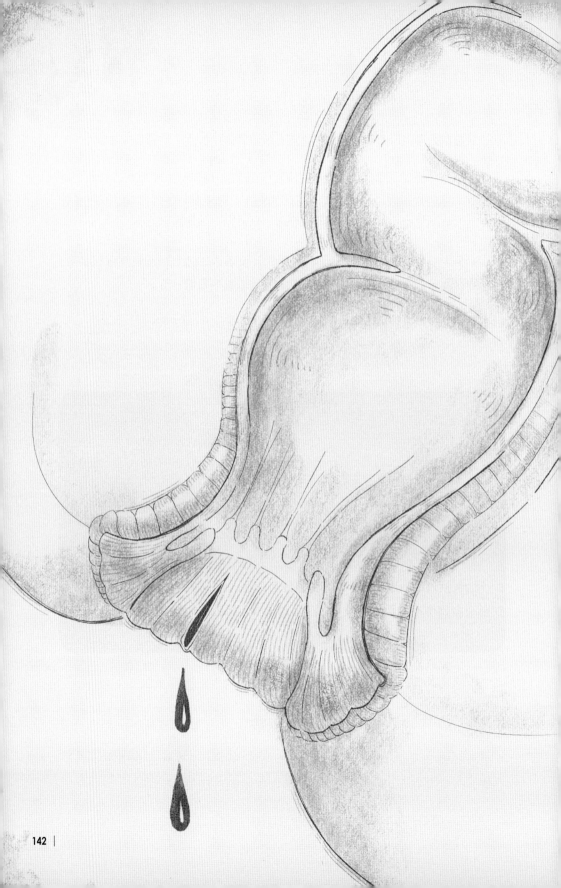

小儿发热、呕吐、腹泻

· · · · · · · · · · · · ·

临床情境一

· · · · · · · · · · · · ·

一天晚上，你和带教老师在急诊值夜班。突然，一对年轻的父母焦急地抱着孩子前来就诊。他们的孩子只有 1 岁 9 个月大，是个可爱的男孩。孩子的父母说，前天中午一家人外出就餐，昨天开始孩子出现了发热，体温最高达到 38.6℃，而且伴有呕吐。

从今天中午开始，孩子开始拉肚子，食欲也不是很好。到了晚上，家长觉得不放心，这才带孩子来医院就诊。

老师　对于小儿腹泻，你有什么看法？

学生　腹泻这个症状很常见，要从感染、过敏、食物中毒以及药物等病因考虑，逐一排查。

老师　腹泻是多种病原微生物、多种因素引起的以大便次数增多和大便性状改变为特点的一组症状。根据持续时间不同，腹泻分急性腹泻、迁延性腹泻及慢性腹泻。根据病因不同，腹泻分为感染性腹泻和非感染性腹泻。非感染性腹泻的病因包括过敏、遗传性疾病、免疫性疾病等。你的思路倒是没错，只不过要注意患者是个不到两岁的孩子，在面对未成年患者的时候，永远要记住一点，孩子不是缩小版的成年人，他们仍在生长发育，因此有其特殊性。特别是我们现在接诊的这个孩子，不满两岁，属于婴幼儿。婴幼儿腹泻最常见的是急性感染性腹泻，是指病程在 2 周以内、由病原微生物感染引起的腹泻。

婴幼儿本身的特点导致其更容易发生腹泻，至于原因，主要包括以下几方面。

首先，婴幼儿消化系统发育还不完善，消化酶分泌较少，对食物的适应能力相对较差；其次，婴幼儿发育较快，需要的营养较多，同时食物摄入以液体为主，这就导致了入量大，消化系统负担重；再次，婴幼儿免疫功能还不完善，既容易出现感染相关腹泻，又容易出现过敏相关腹泻；最后，婴幼儿容易出现肠道菌群失调，特别是新生儿，在还未建立正常肠道菌群的时候更容易发生腹泻。母乳中的成分对于预防感染有帮助，对于非母乳喂养的孩子来说，发生肠道感染的可能性更高。

针对现在接诊的孩子的具体情况，和我刚才说的前三个因素关系更为密切。不过我的重点在于让你记住未成年人的生理情况与成年人不同，不能简单地把对成年人的诊断和治疗方法直接套用在未成年人身上。

好了，你现在想想，对于这个孩子来说，应该如何开展诊断和治疗呢？

学生 孩子的病情进展非常快，耐受力相对较差，因此在腹泻的诊疗过程中，我们第一时间不仅要关注病因，同时还要关注病情的严重程度。患儿是否存在脱水、脱水的严重程度以及是否存在电解质紊乱和酸碱平衡失调，这些情况都需要及时了解，并且给予对症处理。

在保证安全的基础上，再进一步寻找病因。对于婴幼儿来说，为了明确腹泻的病因，首先应该进行便常规检查，根据便常规中白细胞数量进行初步判断。

老师 根据便常规的结果可以大致把腹泻分成哪些类型呢？

学生 便常规提示大便中含有较多白细胞时，需要考虑细菌感染导致的感染性腹泻。在没有白细胞或白细胞较少的情况下，则应该考虑病毒感染、小肠吸收功能障碍、过敏等因素以及生理性腹泻。对于婴幼儿腹泻来说，便常规能帮助我们区分是否存在细菌感染，是非常重要的检查。

老师 你的理解大体是对的。在儿科领域，所谓的"生理性腹泻"一般见于6个月以内的婴儿，出生不久之后就出现腹泻症状。这类腹泻通常只是大便次数增多，既没有其他伴随症状，也不影响生长发育。当然，在成年人中，同样存在"生理性腹泻"，通常也表现为排便次数增多，便意往往出现在饭后。

学生 老师，你之前反复强调询问病史和体格检查的重要性，为什么针对婴幼儿腹泻，却是从便常规这项检查开始的呢？

老师　这是儿科的特殊性之一。对于年龄稍大一些的孩子，能够和医生进行交流，但是对于婴幼儿，想要完全通过问诊了解病史是不可能的。这就造成了一个不得不面对的情况，很多需要语言描述的症状医生是无法了解的，如腹痛、头晕、恶心，只有如发热等情况，既是症状也是体征，医生才能观察到，即便如此，温度、热型这些信息还是要通过询问患儿父母才能知道。

正是基于这个原因，我们在针对婴幼儿腹泻进行诊断的时候，应该首先保障患儿的安全，维持水、电解质以及酸碱平衡，然后通过便常规这项检查对病情进行初步判断。

学生　好的，我现在就为孩子安排便常规检查。

临床情境二

患儿尿量减少。你对患儿进行了病史采集和体格检查，并安排了其他相关检查。

查体：T 37.6℃，WT 11.0kg，BP 88/50mmHg。神志清，精神尚可。呼吸30 次 /min，皮肤弹性尚可，无皮疹，前囟已闭，哭时有泪，口唇稍干，咽不红。双肺呼吸音清，未闻及啰音，心音有力，HR 120 次 /min，律齐，未闻及杂音。腹软，未触及包块，肝脾未触及肿大，肠鸣音活跃。四肢肌张力正常，四肢末端尚温暖，神经系统检查未见病理征。

血常规：WBC 10.20×10^9/L，N 40.6%，L 49.0%，Hb 112g/L，PLT 384×10^9/L。C 反应蛋白 0.69mg/L。大便常规：黄色，蛋花样，WBC 1 ~ 2 个 /HP，RBC（ - ），脂肪球（ + ），A 群轮状病毒（ + ）。血生化：Na^+ 135mmol/L，K^+ 3.8mmol/L，HCO_3^- 11.6mmol/L。CK-MB 40.96U/L；肝肾功能正常。

学生 老师，我进行了基础的查体和检查，这个患儿的便常规没有见到大量白细胞存在，是不是可以基本排除了细菌感染的可能性？

老师 不能说是完全排除，但是确实可以排除很多侵袭性细菌导致的腹泻，如侵袭性大肠埃希菌、空肠弯曲菌等。这些细菌侵袭肠道的位置不同，临床特点也各有不同。一般来说，这类感染发病比较急，通常会出现高热，腹泻频率比较高，可能会伴有比较剧烈的呕吐，而且还有可能出现比较严重的中毒症状，如高热、意识改变，甚至是感染性休克。

目前我们能排除这些比较凶险的疾病，心里是可以松口气的，接下来就是进一步明确诊断的过程了。

但松口气并不意味着可以松懈下来，对于这个孩子，你再想想我们现在还应该考虑哪些情况呢？

学生 在现有信息中，有两点很重要。首先，便常规中并未出现大量白细胞，提示存在病毒感染的可能性。其次，从患儿的病史可以看出他在起病前曾经和父母一起外出就餐，因此有可能是消化道传播的病原体导致的腹泻。

在诊断过程中，我们当然要从最常见的可能性考虑。就像你之前教我的：对于诊断而言，首先考虑常见病的常见症状，其次是常见病的罕见症状，再次是罕见病的常见症状，最后才是罕见病的罕见症状。

我首先想到的是轮状病毒导致的感染，轮状病毒是导致婴幼儿腹泻最常见的病原体，轮状病毒引起的腹泻也被称为"秋季腹泻"，传播途径包括呼吸道传播和消化道传播，所以较难预防，发病率较高。我对这种疾病的深刻印象源于在学习儿科学的时候"蛋花汤样"大便的描述，当然这也是考试的重点。

其次是最近几年引起大家广泛关注的诺如病毒。诺如病毒经消化道传播，所以经常在餐馆、幼儿园这些大家集体用餐的地方出现，因此也是导致婴幼儿腹泻比较常见的病原体。诺如病毒导致的腹泻通常会出现阵发性腹痛、恶心、呕吐，并且伴有全身症状和呼吸道症状。粪便和周围血象检查一般没有特殊发现。

最后，产毒性细菌引起的肠炎也会有类似表现。轻症患儿只会出现排便次数增多，粪便性状改变不明显。重症患儿则会出现频繁排便，排便量很大，重点是粪便的性状，可以是水样或者是蛋花汤样，镜检没有白细胞。

不过，我一直有一些疑惑，我对于刚才提到的三种导致腹泻的疾病实际上并没有治疗经验，它们的描述其实还都有一点儿相似，如果单独分析其中一种，我能大概明白，但是这三种放在一起，我就有点儿搞不清楚了。

老师　你说得没错，这三种疾病的表现确实很像，这一点想不注意都很难。事实上，这也是儿科专业的困难之处，未成年人，特别是婴幼儿的常见症状往往表现很相似，给鉴别诊断带来了很多困难。

轮状病毒肠炎是 2 岁以下婴幼儿腹泻的主要病因，多在秋冬季发病，所以又被称为秋季腹泻。轮状病毒肠炎的特点是起病急，呕吐常先于腹泻出现，大便呈水样或蛋花汤样，带有少量黏液，无腥臭，每日排便数次至十余次；可伴有脱水和酸中毒；部分患儿还会出现发热和上呼吸道感染症状。便轮状病毒检查多为阳性，自然病程通常在 7 天左右。

诺如病毒肠炎近来也比较常见。它的传染性很强，往往呈现聚集性发病。诺如病毒肠炎的特点是起病急，全身症状可能更突出，可以表现为呕吐、腹痛、发热、乏力等，可伴有呼吸道症状及脱水。便诺如病毒检查多为阳性，自然病程为 3～7 天。

产毒性大肠埃希菌感染在夏季多见，多有不洁饮食史，可伴有呕吐、脱水、电解质紊乱和酸碱平衡失调。便培养阳性能够支持诊断，自然病程为 3～7 天。

我刚才讲的这三种疾病其实还有一个共同点，你知道是什么吗？

学生　仔细回想一下，这三种疾病都是自限性疾病。在治疗过程中，只要给予对症治疗，纠正水、电解质紊乱，保持酸碱平衡就可以了。只要给予这些基础治疗，在经过自然病程之后，患儿的病情便会好转。

老师 很好。这一点很重要，如果我们能够排除其他可能性，把患儿可能的诊断缩小到目前的范围，事实上已经可以指导治疗了。腹泻患儿除了要仔细判断脱水程度外，还需要注意一定要纠正水、电解质紊乱并保持酸碱平衡。饮食治疗对于急性感染性腹泻非常重要。急性腹泻治愈后，可为患儿额外补充疾病导致的营养素缺失。毕竟对于自限性疾病来说，不管我们做什么，对整个病程的进展不会起到太大作用，保证基本的生命体征平稳才是最关键的。还要注意轮状病毒、诺如病毒等具有传染性，和患儿接触后要做好手卫生等，急性感染性腹泻是可预防的疾病。

在医疗条件有限的情况下，到了这一步便已经可以暂时告一段落了。当然，对于我们在教学医院工作的人来说，还是要尽可能地将诊断明确到具体疾病。很巧，这个孩子好像是刚刚排便了，咱们赶紧去看看粪便的性状是什么样的。

学生 老师，这个我倒是能看出来，这就是典型的蛋花汤样大便。我现在就取粪便标本进行轮状病毒检查。

临床情境三

完善检查之后，这位患儿确诊为轮状病毒感染。这个时候，孩子的父母焦急地询问应该如何进行治疗，应该输液还是吃药。你的带教老师告诉他们，只需要去药店购买口服补液盐给孩子喝就可以了，并不需要其他的药物治疗。

患儿的父母对于这样的治疗方案并不太理解，于是你的带教老师和他们详细交代了病情。当他们理解了孩子现在的病情以及治疗原则之后，这才略显安心地带着孩子回家了。

老师　在医学基础课程中我们已经学过，不管是呕吐还是腹泻，都会造成大量的体液丢失，因此有可能造成脱水和电解质紊乱。对于轮状病毒腹泻这样的自限性疾病，只要能及时纠正上述问题就可以了。那么，有什么具体的措施呢？

学生　静脉输液肯定是最直接的方法，而且在计算出入量的时候也方便，对于婴幼儿来说，通过输液的方式补液有利于医生掌握病情进展情况。这个问题我也想问，老师你为什么没有选择静脉输液，而是给予患儿口服补液盐治疗呢？

老师　在选择补液方式的时候，合适的给药途径是首先需要考虑的问题。

在选择之前，我们首先要对患儿的脱水程度进行评估，如果脱水严重，自然需要及时补液，那么静脉输液是个好选择。但对于并不严重的脱水，口服补液盐完全可以满足补充水分和电解质的需求。

对于患儿的脱水程度，我们通常可以根据几项比较容易观察的指标进行判断，其中包括前囟和眼窝是不是存在凹陷、皮肤的弹性、尿量，以及和循环有关的几项指标，如心率、血压和脉搏。

通过这些指标，我们可以大致把脱水分为三度。其中轻度脱水提示患儿的失水量占体重的 3% ~ 5%，中度脱水提示患儿的失水量占体重的 6% ~ 10%，重度脱水提示患儿的失水量占体重的 10% 以上。

这位患儿的脱水症状并不严重，因此给予口服补液盐治疗就已经足够了。

相信在药理学的课堂上你已经学过，不同的给药途径有不同的特点。对于婴幼儿来说，静脉补液固然有优势，但若无绝对必要，口服给药的安全性更高。

对于轻度和中度脱水的患儿来说，如果没有严重呕吐，那么口服补液盐就是很好的选择，这也是世界卫生组织推荐的治疗方法。

学生　我记住了，给予补液盐治疗看起来简单明确，就是通过口服的方式补充由于腹泻丢失的水分和电解质，可是我看了口服补液盐的成分，为什么里面还有葡萄糖呢？

老师 基础知识一定要掌握牢固啊。要记得小肠吸收营养的机制，其中包括 Na^+-葡萄糖偶联转运吸收机制，也就是在小肠上皮细胞的刷状缘上存在 Na^+-葡萄糖共同载体。这个载体上有两个位点，当 Na^+ 与葡萄糖同时和这两个位点结合的时候，就可以大大增加水和钠的吸收，因此口服补液盐不仅含有电解质，更是在吸收机制上有利于电解质的吸收。

学生 当初学儿科学的时候倒是听老师讲过这部分内容，但是印象并不深。在生活中，亲戚朋友家的孩子不少，看病当然少不了，可为什么在我的印象里使用口服补液盐的孩子并不多呢？

老师 这个问题问得好，虽然乍一看这个问题和医学专业知识没有直接联系，但事实恰恰相反，因为它们触及了医学领域里三个重要的话题，首先是我们经常会提到的过度医疗；其次是如何与患儿家长沟通，如何做好儿科科普；最后是如何制作出孩子爱喝的药。

就目前的医疗状况而言，过度医疗的问题的确需要反思。在之前我们已经谈到，循证医学是"遵循证据"，而得到可靠证据的过程需要统计学的支持。经过假设检验验证过的结论是可信的，而未经检验的知识统统值得怀疑。

在临床实践中，使用这些未经检验、正确性值得商榷的知识和治疗方法，甚至从病理生理上都难以逻辑自洽的治疗方法，就可以将其大致归类为过度医疗。

学生 既然现代医学已经进入了循证医学时代，为什么还会出现这样的情况呢？

老师 首先，医学和其他科学一样，从理论到实践存在时间上的滞后，而各个地区的实际情况不同，滞后的情况也不同，这在客观上造成了不同地区医疗水平，甚至是医学理念的差距。简单地说，医学进步在时间上和空间上都存在着不同步的现象。

随着人类步入信息时代，这样的差距正在被逐渐消除，但想要完全消除还需要你我的共同努力。这就是为什么医生要重视终身学习，哪怕是临床经验丰富的医生也同样需要不断学习，近年来提出的"医教协同"的观念实际上就是强调医生的终身学习。

在生活中，使用口服补液盐的情况比较少，在某种程度上反映了儿科领域，不，其实是整个临床医学领域接受循证医学知识的滞后性。希望当你成为独当一面的医生时，不要忘了不断补充自己的知识。

其次，儿科和其他学科不同之处在于儿科存在与患儿家长沟通的问题。现在的家长都非常关注孩子，希望孩子用药后能收到立竿见影的效果，就诊时往往一家三代全部出动，家长普遍存在焦虑情绪。有的孩子只是轻度脱水，明明口服补液就行了，但很多家长觉得输液才是积极的治疗，医生苦口婆心地沟通，部分家长依然不能理解。最后医生往往迫于家长的压力对轻度脱水的孩子采取输液的治疗手段，实际上输液不仅会增加孩子的痛苦，也会增加医务人员的工作量。如果我们能在平时做好这些知识的科普宣传，家长就会更好地接受合理的治疗方式。

最后是如何制作孩子爱喝的药。以前的口服补液盐注重电解质的配比，但口味却不够好。为了增加孩子口服补液的依从性，现在使用的口服补液盐多是第三代了，第三代口服补液盐更改了配方，在保证疗效的同时口味较前两代提升了很多，孩子更爱喝了。这也是儿科用药的一大特点，让孩子喜欢喝，减少家长的工作量，才能增加用药的依从性。

学生　今天这个夜班接诊的是腹泻患儿，但是却能了解到这么多书本之外的知识，真是长了见识。

老师　这很好，从白纸黑字的书本到一个个真实的患者，这中间其实跨度很大，想要成为一名合格的医生，我们当然不能只了解那些书本上的内容，现实生活对于医学实践的影响同样重大，这正是我作为带教老师的意义所在，希望我能够为你提供这样一个渠道，尽早地了解临床工作的真实情况。

在腹泻的诊疗过程中，第一时间我们不仅要关注病因，同时还要关注病情的严重程度，如患儿是否存在脱水、脱水的严重程度以及是否存在电解质紊乱和酸碱平衡失调。

轮状病毒是导致婴幼儿腹泻的最常见的病原体，轮状病毒引起的腹泻被称为"秋季腹泻"，传播途径包括呼吸道传播和消化道传播。

诺如病毒导致的腹泻通常会伴随阵发性腹痛、恶心、呕吐以及全身症状和呼吸道症状，传播途径为消化道传播。

可以根据几项比较容易观察的指标判断患儿的脱水程度，其中包括前囟和眼窝是不是存在凹陷、皮肤的弹性、尿量，以及和循环有关的几项指标，如心率、血压和脉搏。

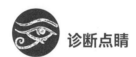 **诊断点睛**

在面对未成年患者时，永远要记住一点，孩子不是缩小版的成年人，他们仍在生长发育，因此有其特殊性。

在临床实践中，使用未经检验、正确性值得商榷的知识和治疗方法，甚至从病理生理上都难以逻辑自洽的治疗方法，就可以将其大致归类为过度医疗。

医学进步在时间上和空间上都存在着不同步的现象，随着人类步入信息时代，这样的差距正在被逐渐消除。

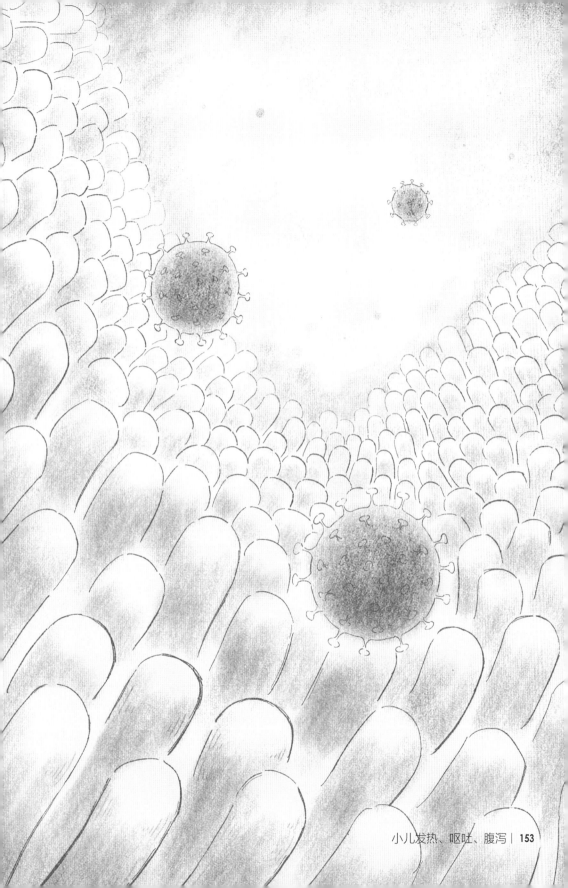

转移性右下腹痛

你在急诊科轮转的一天，晚上 10 点，120 送来了一位 85 岁的老年男性患者。这位老爷爷姓梁，虽然年纪大了，但看起来身子骨儿还挺硬朗，只不过满嘴的牙几乎掉光了，所以说话有点儿不清楚。你拿出十二分的耐心，仔细听梁爷爷描述了自己的症状。

在当天下午 5 点左右，梁爷爷觉得肚子痛，疼痛部位开始是在上腹部，后来逐渐转移到了右下腹，而且疼痛越来越厉害。因为实在忍不住了，这才拨打 120 急救电话来到了医院。经过询问你得知，虽然吃了同样的午饭，梁爷爷的家人却一点儿症状也没有。

老师　如果把这些信息写成一道外科学的考试题，我猜你现在应该已经知道正确答案了。

学生　是啊，转移性右下腹痛，这是阑尾炎的典型表现啊。只凭这一点，我的思路就直奔阑尾炎去了。其实我还想到了食物的原因，所以还详细问了梁爷爷及其家人中午吃了什么。

原来，当天上午老家的亲戚送来了几只土鸡，午饭的时候，梁爷爷一家人炖了一锅鸡肉，还包了饺子。可是梁爷爷毕竟没牙了，他没吃鸡肉，只吃了饺子，而他的儿子、儿媳和孙子既吃了鸡肉，也吃了饺子，但是谁都没有出现症状，所以我排除了食物中毒。

老师　从梁爷爷的病情看，确实符合典型的急性阑尾炎表现，但是能引起"转移性右下腹痛"的疾病却不是只有急性阑尾炎一种，永远不要只凭某个"典型症状"就直接得到诊断，因为在"典型"的背后总是隐藏着很多"不典型"。

另外，通过问诊你排除了食物中毒，这很好。但是腹痛是一种千变万化的症状，腹痛的背后对应着很多种可能性，为了形成良好的诊断思路，我们还是不要形成先入为主的观念，要尽可能全面地考虑。

梁爷爷的情况属于急性腹痛，而急性腹痛可以大致分成两种类型。第一种类型由腹外脏器或者全身性疾病引起，这提醒我们千万不能"头痛医头，脚痛医脚"，许多疾病并不是腹腔脏器疾病，但却可以引起腹痛，如大叶性肺炎、胸膜炎、气胸和心肌梗死等。第二种类型则由腹内脏器病变引起，而腹内脏器病变又可以分成功能性和器质性两类。

为了明确梁爷爷的病情，你现在要继续询问病史，并且进行查体。要详细询问伴随症状，同时还要重点询问梁爷爷有没有溃疡病史和泌尿系结石病史。在查体方面，腹部查体当然是重点，与阑尾炎有关的其他体征也要有针对性地进行检查，如结肠充气试验、腰大肌试验和闭孔内肌试验。

同时还要注意，问诊和查体要尽量节省时间，毕竟梁爷爷目前存在急性腹痛，只有早一点儿明确诊断，才能早一点儿给予有效的治疗。

学生　老师，上次治疗那位秋季腹泻的患儿时，你让我先给予了对症处理，纠正了水、电解质平衡失调。那么针对梁爷爷这样的腹痛患者，可不可以先给予镇痛药对症处理，第一时间减轻患者的痛苦呢？

老师　你说的那些治疗被归类为"对症处理"，如给心脏病患者吸氧，给严重腹泻的患者补液、补充电解质，给骑自行车摔成柯莱斯骨折（Colles fracture）的患者使用镇痛药。但是给诊断不清的腹痛患者使用镇痛药，需要谨慎。

在不吸氧、不纠正电解质紊乱的情况下，心脏病和严重腹泻可能危及患者的生命，所以此时对症治疗是有必要的，而且这些治疗并不会对诊断造成明显的干扰。对于柯莱斯骨折患者，受伤的原因明确，医生在接诊后只需要很短的时间就能明确诊断，在这种情况下是可以给予镇痛药缓解患者痛苦的。

传统上认为，对于不明原因的疼痛患者，镇痛药确实能够缓解疼痛，但同时也掩盖了病情，这对于诊断和治疗来说是极大的干扰因素。如果医生不能准确地了解病情进展和严重程度，那么就有可能给患者错误的治疗，甚至造成非常严重的后果。

学生　如果我没有猜错，你马上要说出"但是"了。

老师　你真是对我越来越了解了。

不得不说，关于"急腹症禁忌镇痛"的观点，已经显得有点儿落后了。如今心电监护普及，高清 CT 普及，涉及心、肝、肾等各种抽血检查项目众多，针对急腹症的诊断已经不是完全依靠患者症状的"小米加步枪"时代了，而是"雷达 + 卫星"的全方位"精确导航"时代。从人文角度出发，也不应该让患者忍受着疼痛，不过在镇痛的同时，医生应该尽快开展问诊、查体和检查以明确患者急腹症的原因。

学生　明白了。正因如此，你才告诉我应该尽快进行问诊和查体。同时由于患者的痛苦是真实存在的，可以适度镇痛以缓解患者的痛苦。另外，为了尽快给予有效治疗，我们的诊断过程应该尽可能缩短，所以既要尽可能详细，又要尽可能节省时间。

老师　这两个要求是存在矛盾的，而这正是临床工作的微妙之处，在进行问诊的同时也在不断缩小诊断范围，进而决定下一步问诊的内容和方向。现在由你进行问诊和查体，并且安排相关检查，我会在旁边指导你。

在带教老师的指导下，你完成了病史采集和体格检查。查体：T 36.7℃，P 75 次 /min，R 20 次 /min，BP 140/90mmHg。神清语利，查体合作。心肺查体未见明显异常。腹平坦，未见胃肠型及蠕动波。腹软，右下腹麦氏点压痛明显，反跳痛（＋），结肠充气试验（＋）、腰大肌试验（－）、闭孔内肌试验（－）。全腹叩诊呈鼓音，移动性浊音阴性。肠鸣音正常存在，无亢进及减弱。

老师　刚才的问诊很不错，条理很清楚。现在，你能否有条理地说一下急性腹痛的问诊要点？

学生　首先，发病年龄、职业、性别和婚姻史，这些基本因素和急性腹痛可能有关系。其次，要了解腹痛的诱因、部位、持续时间、疼痛性质是锐痛还是钝痛，以及疼痛的严重程度，这些情况对于大部分症状来说是基本要素，一个也不能少。再次，腹痛症状出现时，还要考虑到放射痛的因素，我还记得之前咱们遇到过一位腹痛的心肌梗死患者，就是比较少见的放射痛的表现形式，险些掩盖了真实病情。最后，急性腹痛和伴随症状的关系，如伴随血尿、腹泻、呕吐、发热等症状，这些都会指向不同的可能性。

老师　回答得很有条理。那么从梁爷爷的实际情况看，你现在的诊断是什么？

学生　刚才我已经排除了食物中毒。完善问诊和查体之后，我现在越发觉得他的病情符合急性阑尾炎的表现。梁爷爷是在餐后出现腹痛，疼痛呈现"转移性右下腹痛"的特点，疼痛持续存在且逐渐加重，这些都符合急性阑尾炎的表现。

梁爷爷没有明显的伴随症状，这也符合老年人发病的特点，老年人对痛觉的感受不如年轻人敏感，感染症状也表现得相对比较轻，因此目前没有发热也是合理的。

特别是查体可见麦氏点压痛、反跳痛，结肠充气试验（＋），这更符合急性阑尾炎的诊断。

病史、症状和体征全都相符，目前诊断急性阑尾炎我认为是没问题的。梁爷爷虽然年纪大，但平时身体挺好，没有明显的手术禁忌证，应该尽快请普外科会诊，并安排急诊手术治疗。

老师 这个思路我是认可的。现在你准备安排什么检查呢？

学生 急腹症的检查需要快速并且到位。我想进行以下检查：血常规了解感染情况；尿常规初步排除输尿管结石；肝肾功能、电解质、胸片和心电图检查了解患者的一般状况，同时为手术治疗做准备。因为诊断明确，为了避免过度检查和过度医疗，我认为就不需要进行其他过多的检查了。

老师 首先，请普外科会诊，安排手术是必要的，正好今天普外科值夜班的是彭医生，她和我是同学，我已经打电话告诉她了。

其次，有避免过度医疗的意识非常好，但对于急腹症患者，腹部影像学检查确实很重要，针对梁爷爷的具体情况，我建议进行腹部平片检查。

为什么要查腹部平片，这涉及一个概念，就是诊断的"金标准"。对于恶性肿瘤来说，病理检查就是诊断的金标准，只要病理结果是恶性肿瘤，那就是恶性肿瘤。但是对于阑尾炎来说并不是这样，我们在诊断过程中的一切努力、得到的信息都是间接的，只有在术中看到阑尾确实存在感染，才算是真正的确诊。

在此之前，哪怕是一切信息都符合急性阑尾炎的表现，在通过手术明确诊断之前，依然存在其他可能性。

学生 可是通过刚才的查体和问诊，我们已经排除了各种可能性，而且梁爷爷的症状实在是太典型了。老师，你到底还在怀疑什么呢？

临床情境三

正当你充满疑惑的时候，普外科的彭医生急匆匆地赶了过来，而且赶紧了解了患者的病情。你看到彭医生和你的带教老师对视一眼，同时露出了一丝苦笑。

紧接着，彭医生对你说："这位患者确实需要进行腹部平片检查，排除消化道穿孔，而且我建议你继续追问病史，去问一问这位梁爷爷到底吃没吃鸡肉。"你用询问的眼神看了看带教老师，老师点了点头表示同意彭医生的意见。

于是你赶紧去为患者安排腹部平片检查。

老师 现在我们回顾一个基础知识，为什么急性阑尾炎会表现出"转移性右下腹痛"的症状？

学生 阑尾的神经由交感神经纤维经过腹腔丛和内脏小神经传入，而这些神经纤维对应的脊髓节段是第 10、11 胸节，因此发病时会导致相应脊髓节段影响区域的疼痛，如脐周疼痛和上腹疼痛。除了阑尾之外，大网膜、回肠下段部位的疾病也会出现类似表现，呈现转移性右下腹痛的症状。

老师 很好。掌握这部分病理生理知识对于理解阑尾炎很有帮助，但是转移性右下腹痛可不是阑尾炎的"专利"，其他一些疾病，如胃穿孔同样可以表现出这样的症状。原理也很简单，胃内容物沿结肠旁沟向下流，也会引起转移性右下腹痛，单纯从症状和体征上看，表现和急性阑尾炎几乎一模一样。

由此我们可以进一步思考，各种刺激性液体沿结肠旁沟向下流都会引起这种症状，如肝癌破裂也会有类似表现，这种情况非常罕见，毕竟在出现这种情况之前患者往往会以其他不适就诊。

我和彭老师要求你安排患者进行腹部平片检查，正是为了明确是否存在胃穿孔的可能性。

学生 看来腹部平片检查虽然普通，但确实是急腹症诊断中很重要的一个环节。如果梁爷爷是胃穿孔，那么我们预计会在腹部平片上发现膈下游离气体吧？

老师 除了膈下游离气体之外，我们还可能发现别的状况哦。梁爷爷的情况比较特殊。我们回顾一下细节，梁爷爷的牙全掉光了，而且并未种植义齿，对于这样的老年患者来说，吃东西的时候有可能会不经咀嚼直接吞咽，中午他们家里吃了鸡肉，尽管梁爷爷本人和家属都说他没吃鸡肉，但是在我看来，这个说法有待证实。很显然，彭老师也有类似的猜测，所以她也建议你针对这个细节继续进行问诊。

我们假设梁爷爷其实吃了鸡肉，那么就有这样的可能：在吞咽过程中，鸡骨头被鸡肉包裹，并未引起食管的明显损伤，但是经过胃的蠕动和消化，骨头显露出来，并且扎穿了胃壁，引起了胃穿孔。为了避免误诊，我们要尽可能在手术之前明确诊断。

梁爷爷进行了腹部平片检查，膈下可见少量游离气体。除此之外，居然真的在右下腹显示出高密度影，形状符合断掉的鸡骨头。你再次对患者进行问诊，梁爷爷这才扭捏地承认，自从牙齿掉光后自己不愿意种植义齿，已经很多年直接吞咽食物了。家人怕他吃进去无法消化的食物，所以不敢让他吃鸡肉这类食物。但是当天梁爷爷被炖鸡肉勾起了食欲，这才趁家人不注意吃了两块。

学生　真是没想到啊，看起来像是非常典型的急性阑尾炎，最后居然确诊为胃穿孔。说实在话，这种情况未必是医生的第一反应，除了你所强调的全面考虑问题之外，你怎么会往这个方向考虑呢？

老师　当年我和彭老师实习的时候遇到过类似的病例。只不过当年我们是在术中发现腹腔内有食物残渣，手术方式从阑尾切除术变成了剖腹探查术，这样一来整个治疗过程显得十分仓促，而且术前准备也显得不够充分。

好在这一次我们避免了这种情况的出现。

学生　怪不得彭老师和你对病情有近似的判断呢，原来是这么回事。

老师　是的，这正是临床医学的有趣之处。在强调循证医学的今天，有一种看法认为循证医学和经验医学是对立的，但事实显然不是这样，临床医学中的经验在某种程度上还是极具价值的。每当我们接触一种少见情况，都能拓宽诊断思路，指导我们少走弯路。

任何一个人的时间和精力都是有限的，能遇到罕见病例的情况也相对少见，好在我们还有另外的途径，那就是学术期刊上的病例报道。所以就算是在临床工作，也要经常阅读文献，医学论文给我们提供的不仅是新技术、新进展，对拓宽我们的诊断视野也具有积极意义。

在诊断过程中始终保持敬畏之心是非常必要的。

学生 老师，我还想问一个问题，在这个病例中，我们最初诊断为急性阑尾炎，不管是症状还是体征几乎是完全符合的，这个习惯性思维从我们大学时期就开始了，毕竟像"转移性右下腹痛"的习题太经典了。我们如何才能避免这样的误诊呢？

老师 当我们手捧书本，在课堂上学习诊断学的时候，所有的知识都只是局限在理论上，或者说我们所设想的场景过于理想化。但是当我们进入临床工作之后便会发现，很多现实中的细节限制了我们的发挥。

不得不承认，在有些情况下医生只能尽力而为。但不管是在什么样的条件下，我们都应该始终拥有严密的逻辑推理能力，当怀疑患者身患某种疾病时一定要从头到尾进行梳理，任何细节上的不相符都应该引起我们的重视，因为真相往往隐藏在矛盾的细节中。

但是正如我刚才所说的，有时我们只能尽力而为，这个胃穿孔病例就是一个现实的例子。现在我们回顾一下，如果按照最初的思路诊断为阑尾炎，其实并没有原则上的错误，诊断疾病首先考虑常见的可能性，毕竟少见的病例不是每天都会遇到。如果总是考虑少见病甚至罕见病的可能性，反而可能本末倒置，让我们误入歧途。

总的来说，临床实践是在各种因素之间寻找一种微妙的平衡，而我们从书本到临床的过程，就是结合自身的实际情况，去锻炼找到这种平衡的能力。

这个过程就是从医学院到医院，从医学生到医生的成长过程。

重点整理

急性腹痛可以大致分成两种类型。第一种类型由腹外脏器或者全身性疾病引起，这提醒我们不能"头痛医头，脚痛医脚"；第二种类型由腹内脏器病变引起，又可以分成功能性和器质性两类。

转移性右下腹痛并非阑尾炎的"专利"，其他一些疾病，如胃穿孔，同样可以表现出这种症状。原理也很简单，各种刺激性液体沿结肠旁沟向下流都会引起转移性右下腹痛。

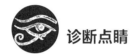 **诊断点睛**

从人文角度出发，不应该让急腹症患者忍受着疼痛，不过在镇痛的同时，医生应该尽快开展问诊、查体和检查以明确急腹症的原因。

在强调循证医学的今天，循证医学和经验医学不应该是对立的。经验很有用，每当我们接触一种少见情况，都能拓宽诊断思路，指导我们少走弯路。

任何一个人的时间和精力都是有限的，能遇到罕见病例的情况也相对少见，好在我们还有另外的途径，那就是学术期刊上的病例报道。

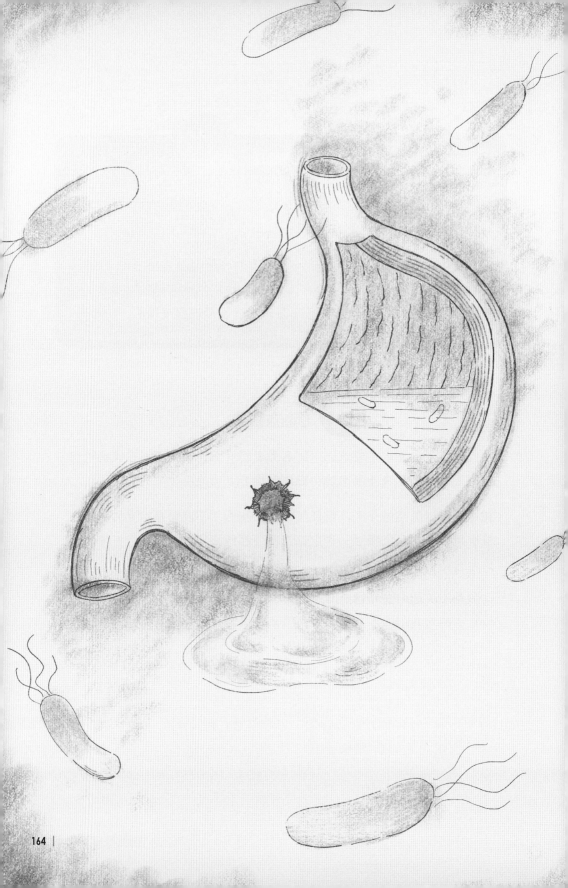

肝损伤

在一个让你无比疲劳的夜班之后，带教老师请你一起吃了个早饭。正在你和豆浆、油条斗智斗勇的时候，带教老师接了一个电话。你在旁边听到了电话的大致内容，原来是和老师关系非常好的朋友的表妹生病了，出现了明显的肝损伤，已经到很多医院就诊过，但始终没有确诊。对方这次咨询你的老师，是想打听一下哪里能找到这个领域的权威专家。

学生 老师，肝损伤是临床很常见的问题，你对这个问题的鉴别诊断也应该很熟悉，为什么你不主动接诊这位患者呢，更何况她是你好朋友的表妹。

老师 是啊，咱们一起接诊过肝损伤的患者，而且基本是初次就诊就到咱们医院的患者。但是这位患者已经在很多医院就诊过，在这个过程中，很多训练有素的医生已经对患者的病情进行了分析，可依然没有确诊，足以说明她病情的疑难程度。

另外，我朋友的诉求并不是让我接诊，显然基于他对就诊过程的了解，已经意识到表妹的病情是非常疑难的，现在想找权威专家也是非常合理的事情。于情于理我都应该提供他所需要的信息。

但请你时刻记住，想要成为一名优秀的医生，要永远保持好奇心。好奇心是一种奇妙的东西，需要我们不停地用充满奇趣的发现去喂养，直到它成为促使你不断成长的动力。

虽然我们不适合主动接诊，但这并不妨碍我们针对这个病例展开思考。那么，对一位肝损伤的患者，应该从哪方面入手呢？

学生 目前的情况已经可以判断这位患者是疑难病例了，既然之前已经有很多医生了解过病情，他们已经排除了很多常见病的可能性，那么我们应该尽可能想到那些引起肝损伤的罕见病，这样才有可能查漏补缺。

老师 敢于挑战罕见病，这非常好，说明你对自己的知识掌握程度很有自信。但是请牢记，我们固然要尊重同行的工作，但在接诊已经有复杂就诊经历的患者时，绝不要被同行的思路干扰，一切都要从头开始。这样才能起到查漏补缺的作用，真正被遗漏的东西往往不是罕见情况，而是被我们忽略的细节。更何况，很多因素可以导致肝损伤，这些因素涉及很多临床专业，某个专科医生忽略了不属于自己专业的情况也是有可能的。

学生 老师，可能造成肝损伤的情况有哪些呢？

老师 第一，要考虑感染因素，包括细菌、病毒和寄生虫，这个范围非常大，逐一排查需要花费不少的时间和精力。一些常见的嗜肝病毒是很值得重视的。

第二，要考虑药物或毒物损伤。日常接触到的化学品，以及某些药物，都有可能引起肝损伤。我们可能看过一些研究，甚至一些号称有养肝护肝效果的药物其实也会造成严重的肝损伤，如果患者把它们当成补药吃，就可能存在危险。

第三，要考虑免疫性损伤。一些自身免疫性疾病会导致肝损伤。

第四，要考虑营养不良的风险。理论上，年轻人发生营养不良的可能性不大，不过有些年轻人甚至是孩子可能为了减肥而限制饮食，导致一些不良后果。

第五，要排查胆道阻塞。胆汁滞留在肝脏中，会造成肝细胞损伤，而胆管扩张也会产生压力，影响肝细胞的血供，进而导致变性、坏死。

第六，要考虑循环系统疾病，如心力衰竭会导致肝淤血，这一点对于没有基础疾病的年轻人来说可能性相对比较小。

第七，要考虑肿瘤因素。肿瘤对于年轻患者来说可能性也较小。

第八，要考虑遗传缺陷。在已经排除其他因素的情况下，我们需要考虑罕见的遗传病,如肝豆状核变性(Wilson 病)患者会出现豆状核变形,进而引起肝损伤、肝硬化。

了解了这些基础知识,你有什么想法吗?

学生 既然造成肝损伤的可能性有这么多,其他医生诊断过程中出现遗漏也是很有可能的,我觉得我们应该对患者的病历资料进行进一步了解。

老师 这样也好,我们很快就会见到这位患者,不妨做好全力以赴的准备。

· · · · · · · · · · · · ·

临床情境二

· · · · · · · · · · · · ·

第二天,老师的朋友带着表妹来到医院,在医生办公室里,他拿出了一大袋子病历资料。朋友和老师聊起联系专家的事情,而你开始翻看这厚厚一叠资料,足足看了半个小时。你开始隐约感觉不妙,光是在近一段时间的病程里,这位患者所进行的检查就已经十分全面,但是除了谷丙转氨酶和谷草转氨酶持续在 1 000U/L 以上之外,其他结果都是正常的。

于是你问了一下患者,是否可以对她进行体格检查,这位姑娘犹豫了一下答应了。查体:T 36.6℃,P 60 次 /min,R 17 次 /min,BP 120/80mmHg。神清语利,查体合作。面色略黄,皮肤巩膜轻度黄染,眼球无震颤,肝掌阴性,未见蜘蛛痣。未触及肿大的淋巴结。心肺查体未见明显异常。腹平软,无压痛、反跳痛及肌紧张,腱反射、深感觉、共济运动均正常。

学生 老师,我看过了病历,现在唯一能确定的是这确实是个疑难病例。这么多的检查都没有异常,我感觉有些无从下手。

老师 越是面对这样的情况，越是要让自己冷静下来整理现有的资料。之前我们已经列举了造成肝损伤的可能情况，现在可以根据已有的检查一一进行讨论。

首先是感染因素，在患者的相关检查中，甲肝抗体为阴性，乙肝五项均为阴性，患者还检查了乙肝病毒 DNA 和丙肝病毒 RNA，结果仍然为阴性；其他嗜肝病毒、巨细胞病毒和 EB 病毒为阴性，基本排除病毒性肝炎。患者多项细菌相关检查为阴性，排除了细菌感染。患者既没有疫区居留史和疫水接触史，也没有吃淡水生鱼片之类的经历，从症状看更没有寄生虫感染的迹象。

那么，针对接触化学物质和药品的情况，你有没有详细询问病史呢？

学生 问了。患者从不饮酒，去年刚开始读硕士研究生，学的是食品专业。平时的生活环境是校园，从言行举止上看是个典型的"乖孩子"，从未接触过非法药品。她平时在学校里人缘很好，由于是在自己家所在的城市上大学，所以患者除了在学校吃饭，就是回家吃饭。发病之前没有参加聚餐之类的活动。从各个方面看，接触有毒物质的可能性比较小。

老师 接下来就是免疫性损伤的情况了。这方面，需要考虑原发性胆汁性肝硬化，但患者进行了抗核抗体、抗平滑肌抗体、抗线粒体抗体，以及抗胆小管抗体检查，结果均为阴性。影像学检查方面，B 超、CT 和磁共振检查未见异常，可以基本排除。同时这些影像学检查还排除了胆道阻塞方面的可能性。

在营养方面，患者并没有进行节食减肥，营养状况很正常。此外，患者没有心血管疾病的相关病史，没有体循环淤血。肿瘤方面也排查得很彻底，由于家人很担心，甚至主动要求进行了 PET-CT 检查，同样没有发现肿瘤的征象。

学生 剩下的只有遗传因素了，这一点我在查体的时候特意关注了，Wilson 病主要导致精神症状和肝脏损伤，还会在角膜形成铜元素聚集。但不管是神经系统查体，还是患者的角膜，都没有发现明显异常，也可以基本排除。

老师 从坏的方面说，我们的诊断确实不太顺利。从好的方面说，患者之前接受的诊断条理清晰而完善，虽然答案还未揭晓，但是之前这些排除工作都是很有意义的。现在我们还没有作出诊断，很有可能是我们遗漏了某些细节。

临床情境三

从满怀信心到陷入僵局只经过了半小时，这让你的老师也略显失落，但是他并没有放弃，准备彻底梳理一遍诊断过程，从而发现其中被忽略的环节。在你看来，他开始对患者进行问诊了，但是听起来却和正常的问诊不太一样，好像是在闲聊。

老师　妹子，去年还听你哥说你考上了研究生，真是好事。应该是比本科的时候更需要自己管理自己了吧，平时课多吗？

患者　其实还好，也就是第一年基础课比较多，现在主要是做实验，平时实验室紧张，大家排队等着用，每天做实验的时间不太长。

老师　咦？你不是学食品专业吗？我对这个专业真是一点儿都不了解，一直以为这个专业是不需要做实验的。

患者　我们专业的任务就是研究如何将食品做得安全、好吃，想要做到这一点，当然需要做实验进行基础研究啦。

临床情境四

· · · · · · · · · ·

听到"做实验"三个字，你明显看到老师脸上失落的表情一扫而空。你也隐隐感觉到，被忽略的那个环节已经显现出来了。

老师 食品专业我不懂，但是实验我当年可没少做，你平时做实验的时候会用到什么东西，说几个我听听，看看有没有我熟悉的。

患者 就是那些挺常用的东西，碘化钾、丙三醇、四氯化碳之类。

老师 我再多问一句，最近刷试管的时候，手套、面罩你都戴了吗？

患者 有时候一着急或是赶时间，我还真是没有太注意，直接上手就洗了。但是，这个很重要吗？

老师 那就听我的安排，住一段时间院，进行一些保肝治疗吧。

· · · · · · · · · ·

临床情境五

· · · · · · · · · ·

经过职业病防治所进一步的毒物鉴定，这位姑娘被诊断为四氯化碳中毒。经过住院保肝治疗后肝功能恢复正常，病情明显好转。在她住院期间，你和老师找了一天在办公室对这个病例进行了讨论。

学生 老师，从最终的诊断看，这个病例还能算是疑难病例吗？

老师 某种程度上看，其实不算疑难。如果初次接诊的医生是职业病方面的专家，很有可能几分钟就得到了正确结论。四氯化碳中毒是我国的法定职业病，大多数是由于在生产劳动过程中接触导致，对于职业病方面的专家来说，它算不上罕见病。

在工业生产过程中，四氯化碳的应用曾经十分广泛，不管是化学工业溶剂、灭火剂，还是药物萃取剂、香料浸出剂等，都需要用到四氯化碳。就连自来水消毒中使用氯气这个环节也有可能形成四氯化碳，因此在自来水的质量检测中，四氯化碳是非常重要的检测项目。

因为与之相关的病例往往会就诊于专业治疗机构，而且四氯化碳中毒的患者往往限定在几个特殊的行业里，所以一旦在这些行业之外出现四氯化碳中毒，就容易让临床医生束手无策。

学生 那么，对于那些对职业病了解较少的医生来说，有什么办法对这一疾病进行明确诊断吗？

老师 这个问题很有意思。从患者之前的病历看，诊疗流程规范，诊断思路严谨、完善，在这样的流程下依然没有确诊，确实值得我们反思。

在问诊阶段，对于肝损伤的患者来说，询问化学品接触史是必不可少的，接诊医生同样进行了这项工作，但是患者明确表示否定。分析原因，是问诊时没有采取开放式提问，化学品仅限定于常见的酒精、毒品之类的化学制剂，而忽视了患者在实验时接触化学药品的可能性。从患者的角度讲，她对医生的提问有问必答，明确否认了医生提及的物品。于是，在诊断的第一个阶段，思路就被带偏了。

之后的检查虽然完善，但都建立在错误的基础上。我们在一开始也明显受到了这个错误的影响，忽略了"食品专业"也会做实验的事实。为了避免这样的错误发生，我们还是要在临床工作中不断审视那些最基本的原则。在诊断课上，老师一定多次和你们强调，问诊一定要保证开放性，这样才能获得更多、更真实的信息。不过，单独说这句话让人很难理解，只有在临床中遇到了这样的病例，才能深刻领会这句话的真正含义。

学生 那么，这个病例的诊断过程能算是错误吗？在医学学习的任何一个环节里都不会学到和食品专业有关的内容，医生不知道这些情况是很合理的。

老师 是的，食品专业的相关知识我也不了解，但这正是医学的奇妙之处，它从来都不是象牙塔里的阳春白雪，而是始终置身于社会之中的学科。每个人都有可能接触到社会之中的一切事物，而医生在诊断的过程中，是和一个个活生生的人打交道，所以医生应该尽可能地丰富自己的知识，这样就很可能会产生意想不到的效果。

这就衍生出一个有趣的话题，"社会"这个概念实在太大了，在不同的条件下，每个人都在接触社会的不同层面。具体来说，不同的气候条件、地质条件，甚至不同的文化传统和习俗，都会对医生的诊断产生不同影响。

在有些情况下，哪怕是相同的症状，如果出现在不同的地区和时间，医生所要考虑的问题也不尽相同。可以说，对这个问题的认识，也是从书本到临床的重要环节。

学生 老师，你能举个例子吗？

老师 好啊。在某年 6 月，广西某医院接诊了一位 9 岁的孩子，主诉是昏迷。那么，你会如何考虑这个问题？

学生 昏迷要从颅内病变、颅外病变两个方面考虑。神经、循环、内分泌等多个系统的疾病都会导致昏迷。目前已知的信息很少，确实不足以明确诊断啊。

老师 你这么说很好，我反复强调过，对待任何一位患者，不管病情看起来多么简单，诊断思路都要完整，不能依靠经验和直觉作出判断。在坚持这一原则的同时，我们要在所有的可能性中结合实际情况列出优先级。

对于这位昏迷的孩子，最终的答案是"荔枝病"。广西盛产荔枝，6 月份正是荔枝成熟的季节，很多荔枝园采用了类似自助餐的形式，买了门票就可以在里面一直吃到够为止。虽然荔枝味道很甜，但是大量食用反而会导致低血糖，引发"荔枝病"。

正是因为荔枝的特点，以及广西种植荔枝的实际情况，使"荔枝病"成为一种只在少部分地区出现的独特疾病。如果你在北方的医院完成临床学习，之后在广西工作，那可千万要小心这种地域特色明显的疾病。

总的来说，人生活在社会中，医学研究人，所以医生必须对整个社会的方方面面保持高度的好奇心。只有我们对这个世界了解得足够多，才能真正成为一名合格的医生。

重点整理

肝功能异常的可能原因包括感染、药物或毒物损伤、免疫性损伤、营养不良、胆道阻塞、循环系统疾病、肿瘤因素和遗传缺陷。

不同的气候条件、地质条件，甚至不同的文化传统和习俗，都会对医生的诊断产生不同影响。

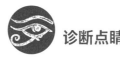 **诊断点睛**

想要成为一名优秀的医生，要永远保持好奇心。好奇心是一种奇妙的东西，需要我们不停用充满奇趣的发现喂养，直到它成为促使你不断成长的动力。

问诊一定要保证开放性，这样才能获得更多、更真实的信息。

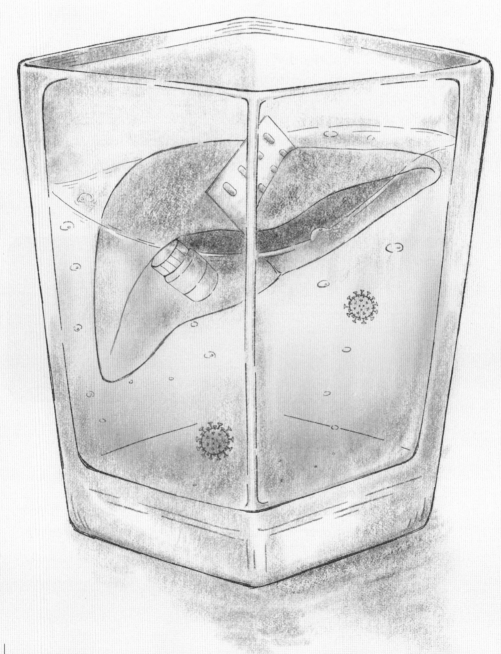

饮酒后上腹疼痛

在急诊科轮转的一天晚上，你迎来了一位急症患者。患者姓郑，是位45岁的女性，一天半以前在外出吃饭的时候喝了一点儿酒，很快就出现了上腹疼痛，疼痛较剧烈，而且一直没有缓解。郑女士以为是胃肠炎，坚持一下就能挺过去，于是自己去药店买了镇痛药，但吃了镇痛药以后疼痛并没有明显缓解，实在忍不住了才到医院就诊。

学生 老师，现在我已经知道了，诊断思路要全面，所以在接诊腹痛患者之前，心里应该有对于腹痛各种可能性的完整思路。从起病时间来讲，腹痛可以分为急性腹痛和慢性腹痛，慢性腹痛是指发病时间超过 6 个月的情况，对于这位患者来说，毫无疑问是急性腹痛。

老师 你说得很对。另外，在局部解剖学中，大致把腹部分成七个部位，每个部位的器官发生了疾病，就会在对应的部位引发疼痛。那么，你能试着说说这样按部位的分类方法对急性腹痛的诊治有什么意义吗？

学生 我试着说一下，这段时间，我其实刚刚复习了腹部查体对疾病诊断的意义。这样的分区是为了能够比较好地定位腹痛的可能原因。

右上腹：十二指肠、肝脏、胆囊、右肾的疾病会引发右上腹疼痛，如十二指肠溃疡、急性胆囊炎、胆石症、肝炎、肝脓肿、右肾结石。另外，急性腹膜炎、右肋间神经痛也有可能引起右上腹疼痛。

中上腹：胃、十二指肠、胰腺、胆囊、心脏，以及主动脉的相关疾病会引起中上腹疼痛。常见的有急性胃肠炎、胃十二指肠穿孔、胆道蛔虫病、心绞痛、急性心肌梗死、主动脉夹层。另外，食管裂孔疝、肠系膜缺血也有可能引起中上腹疼痛。

左上腹：脾、胰腺、结肠脾曲、左肾等器官的病变会引发左上腹疼痛，如脾梗死、脾破裂、急性胰腺炎、左肾结石。另外，心绞痛和左肋间神经痛也有可能引起左上腹疼痛。

腹部中央：脐周疼痛通常是小肠梗阻、肠系膜缺血、腹主动脉瘤、主动脉夹层等情况引起。

当然，阑尾炎的典型症状是"转移性右下腹疼痛"，所以也会引起中上腹和脐周疼痛。

左下腹：这个部位的器官相对比较简单，主要是包括小肠和乙状结肠在内的肠管，所以引起疼痛的疾病也主要是肠道疾病，如腹股沟疝、乙状结肠扭转、肠穿孔、结肠癌。但是不要忘了下腹部还有输卵管和输尿管，因此左侧输卵管炎、左侧卵巢囊肿蒂扭转和左侧输尿管结石也有可能引起左下腹疼痛。

腹部中下方：这个部位的主要器官属于生殖系统和泌尿系统，因此疼痛大多和这两个系统的疾病有关系，如异位妊娠破裂、卵巢囊肿蒂扭转、急性盆腔炎、膀胱炎、痛经、急性前列腺炎和尿潴留。

右下腹：由于有回盲部和经常"惹事"的阑尾，所以情况比左下腹稍微复杂一些。除了左右两侧都经常出现的腹股沟疝以外，急性阑尾炎和梅克尔憩室导致的一系列疾病的疼痛部位也在右下腹。此外，右侧输卵管炎、右侧卵巢囊肿蒂扭转和右侧输尿管结石也有可能引起右下腹疼痛。

老师 你说得很详细。腹痛非常复杂，好好鉴别需要不少技巧。

学生 是啊，在学习诊断学的过程中，我体会到老师针对腹痛的内容讲得特别详细，为什么教科书上腹痛的内容这么多呢？

老师 其实，在诊断学的课本中，还只是简单列举了一些可能性。在诊断和鉴别诊断的专著中，列出的疾病比教科书上写得多了十倍不止。你有一点倒是说得很对，和腹痛相关的内容非常多，这个道理还要从疼痛的价值说起。

疼痛是身体的一种自我保护机制，疼痛往往意味着损伤和病变，也就是分布在身体各处的感受器告诉我们的中枢神经系统，身体正在经受某些不利于健康的事情。试想一下，如果我们的身体完全失去了痛觉会怎样？

当我们还是小孩子的时候，对这个世界一无所知，看见仙人掌上的尖刺并不知道它能把手指扎破。正常的孩子出于好奇心摸一下尖刺，手在接触到它的一瞬间就会缩回来，但对没有痛觉的人来说，情况就完全不同了。既然完全感受不到疼痛，多摸几下又有什么关系呢？很容易想象，对于没有痛觉的人来说，想要健康成长是件非常困难的事情。

同样道理，任何疾病带来的疼痛在某种程度上都是在给我们发出警示。早在两千年前，古罗马著名的博物学家塞尔苏斯就已经提出，炎症的基本表现是红、肿、热、痛，这个概念被一直沿用到了今天。这足以说明，很早之前的医生就认识到疼痛是一种广泛存在的症状。

对于我们的身体表面来说，感觉不到疼痛的部位并不多，也就是头发、指甲这类以角质为主的结构。身体其他部位的疼痛是比较常见的，特别是腹部，容量大、器官多，脏器的疼痛还会产生牵涉痛，所以腹痛从来都是诊断学中的重点。

学生　虽然很难，但是和你一起在临床学习了这么长时间，我自信有了清晰的思路，现在我就去进行体格检查和病史采集。

. . . .
临床情境二
. . . .

你详细了解了郑女士的病情。患者自发病以来食欲差、精神差，一天半以来只喝了些粥，目前有乏力症状。

查体：T 38.6℃，P 135 次 /min，R 20 次 /min，BP 120/85mmHg。神清语利，查体合作，颈软，无抵抗，未触及肿大淋巴结。腹部膨隆，左上腹压痛，反跳痛（＋）。肝脾未触及。肾区叩击痛阴性。移动性浊音阳性，肠鸣音弱，约 2 次 /min。

经过问诊，你了解到患者既往有肾结石病史 2 年。半年前出现双下肢疼痛、行走疼痛不适，就诊于社区医院被认为是"缺钙"，因此每天口服钙片，还喝了很多牛奶。

老师　根据目前的情况，你对病情有什么考虑？

学生　对于左上腹中部的急性疼痛，应该从胰腺、脾、结肠脾曲、左肾几个器官的病变开始考虑，并且不能忽视心脏疾病导致的放射痛。因此我觉得应该进一步完善检查以明确诊断。

老师　经过以前对于心绞痛患者的诊疗，能想到心绞痛是非常好的。不过心绞痛通常在 5 分钟左右缓解，患者发病到现在已经有 36 个小时了，如果是心肌梗死的话，早就发展到了危及生命的程度。当然，心电图作为基本检查项目，无痛且价格低廉，同时对于了解病情很有价值，查一下还是应该的。

那么为了明确其他几个器官的问题，我们应该做哪些检查呢？

学生　首先，需要进行一些常规检查。患者发病诱因和进食、饮酒有关，发病之后进食差，不能排除存在水、电解质紊乱的情况，因此血常规、肝肾功能和电解质检查等都是有必要进行的。

其次，应该重点针对泌尿系统进行检查。患者既往有明确的肾结石病史，同时既往进行了较多的补钙治疗，因此本次入院依然要高度怀疑泌尿系结石的可能性。应该进行泌尿系彩超以及尿常规和潜血检查。

再次，一定要进行腹部影像学检查，包括 B 超和 CT，可以了解该部位各脏器可能出现的病变。

最后，应该查一下血清淀粉酶和尿淀粉酶以排除胰腺炎的可能性。

老师　很好，现在就去进行这些检查吧，之后我们再继续分析病情。

. . . .

临床情境三

. . . .

当标本送到检验科后，没多久检验科就打电话告知了结果。郑女士的血清淀粉酶为 827U/L，尿淀粉酶为 720U/L。

之后，其他结果陆续回报。泌尿系彩超未见异常。腹部 CT 示胰腺肿胀，周围少量渗出影。未见胆道结石，胰胆管未见梗阻。腹腔大量积液。血常规：白细胞 14.5×10^9/L。电解质：钙 4.2mmol/L，磷 0.4mmol/L。

老师　现在看来，应该给予什么诊断呢？

学生　现在诊断非常明确，泌尿系彩超排除了泌尿系结石，血清淀粉酶和尿淀粉酶显著升高，诊断胰腺炎是没问题的。

老师　现在的情况确实非常符合胰腺炎的表现，我们应该给予患者禁食水、持续胃肠减压、静脉营养支持等治疗，并给予抑酸药物静脉注射，必要时给予生长抑素泵入，可能的情况下还需要预防性使用抗生素。那么，在这些治疗之中，哪一项是最重要的？

学生　用药方面，最重要的应该是抑酸药和生长抑素吧？

老师　在这些治疗中，其实禁食水是最重要的，这必须从胰腺炎的发病机制说起。胰腺是消化系统的重要组成部分，它的功能就是分泌消化酶，这些酶的作用非常强大。在胰腺炎发生过程中，强有力的消化酶没有去到它们该去的地方，反而对胰腺本身产生了消化作用。简单地说，胰腺炎的本质就是胰腺自己消化自己。

基于这样的原理，在治疗过程中必须要对患者禁食水，这样才能尽可能减少胰液的分泌。持续胃肠减压和禁食水的目的一样，都是不让食物进入消化道，从而抑制消化腺的分泌功能。生长抑素的作用是抑制胰腺的分泌功能，在某种意义上是对禁食水这项治疗的强化。

学生　学习到了。现在看来，郑女士的诊断过程思路完整清晰，虽然病情较急，但是算不上罕见和疑难。现在我就去给郑女士安排治疗，希望她能赶快好起来。

老师　等一下。对于郑女士的情况我们还应该留个心眼儿，因为她存在高钙血症。尽管她一直在补钙，不排除因此导致血钙升高的可能性，但在胰腺炎的病程中，由于消化酶大量释放入血，溶解周围的脂肪组织，释放出大量脂肪酸，脂肪酸与体内的钙离子形成脂肪酸钙，因此胰腺炎病情较重的时候患者会表现为低钙。郑女士的高钙现象实际上是比较反常的，所以应该给予密切关注。

· · · · · · · · · · · · · · ·

临床情境四

· · · · · · · · · · · · · · ·

经过 4 天的治疗，郑女士的腹痛症状缓解，但是血钙水平持续升高，最高达到 4.9mmol/L，同时血磷水平持续下降，最低达到 0.4mmol/L。你开始感到疑惑，关于郑女士的病情，难道还有遗漏的地方吗？在查房的时候，你向老师说出了自己的疑惑。

学生　老师，你之前让我密切关注郑女士的血钙水平，我也是这么做的。现在经过治疗，她的血钙水平确实出现了反常的升高，我们应该做些什么呢？

老师　意识到这一点非常好，我们要保持一个信念，不要满足于现有诊断。对于很多疾病来说，病程是一个非常漫长的过程，而医生接诊的那一刻未必是疾病最早发作的时候，特别是一些慢性疾病可能造成多个器官损伤，容易让接诊医生混淆主次关系。

对于郑女士的病情，我们是不是应该考虑这样一种情况，其实胰腺炎并不是最初的病因，而是某种疾病的结果呢？由于郑女士在腹痛发生前有外出进餐和饮酒的情况，我们可能理所当然地把胰腺炎的发生和饮酒联系起来，但这可能并不是其真正的诱因。

学生　那么，又是什么疾病导致了郑女士的胰腺炎呢？

老师　现在我们按照时间顺序重新梳理一下郑女士的病历，思考一下被忽略的细节。当我们的诊断思路不再局限于胰腺炎的时候，病情开始的时间点也就不再是主诉所描述的 36 小时了。从既往史开始，郑女士两年前就患过肾结石，半年前出现双下肢疼痛、行走疼痛，被社区医院诊断为"缺钙"，并进行了补钙治疗。此次因胰腺炎入院，住院治疗后存在血钙持续升高的情况。

事实上，让我们困惑的就是血钙升高的问题，带着这个疑问回顾病史，很容易发现，从两年前至今，郑女士所有的病情都和钙有关系。不管是结石、骨骼问题，还是胰腺炎，都是如此。

在诊断胰腺炎的过程中，其实我们也发现了血钙的反常变化，但患者较长时间一直口服钙剂，不能排除升高的血钙实际上是外源性摄入的，来自药物和食物。

如果从疾病的角度出发考虑高钙的问题，有哪些疾病会导致血钙升高呢？这类疾病就是我们现在需要重点关注的问题了。

学生 血钙调节受甲状旁腺的影响，接下来我们应该针对甲状旁腺完善相关检查。

老师 很好，接下来，我们应该进行颈部彩超、颈部 CT、甲状旁腺激素检查。

. . . .

临床情境五

. . . .

进一步完善检查显示，甲状旁腺激素 370pg/mL；颈部彩超示甲状旁腺增生待查、甲状旁腺腺瘤待查；颈部 CT 示考虑甲状旁腺增生，符合甲状旁腺功能亢进的诊断。

老师 到现在，郑女士的病情大致清楚了。甲状旁腺功能亢进是基础疾病，而这一疾病导致了血钙升高，郑女士的肾结石、双下肢疼痛都可能是血钙升高导致的，此次因胰腺炎入院，其实也很可能是同样的原因。尽管甲状旁腺是体内非常小的一对腺体，但它们的作用可不小，主要是调节体内钙和磷的代谢，促使血钙水平升高，血磷水平下降。高血钙本身又是导致胰腺炎的原因。流行病学研究显示有 1.5% ~ 8% 的急性胰腺炎可归因为高钙血症。

诊断明确后，我们应该把郑女士转到腺体外科进行手术治疗。不过关于她的病情，我们还能继续讨论一下。对于郑女士的病情，你有什么看法吗？

学生 回想起来，郑女士的病情并不算太疑难，如果我仔细一些，在最初的诊断过程中就抓住血钙升高这个细节，也许可以更早确诊。

老师　仔细一些肯定是对的，但郑女士的情况确实算是相对复杂了。

首先，甲状旁腺疾病导致血钙升高，进而引起胰腺炎的情况其实很罕见，在诊断胰腺炎的时候被忽略算是情理之中。

其次，在这类病情中，郑女士的病情算是相对容易诊断的，因为她既往的病史给我们提供了不少线索，让我们对血钙问题产生了足够的重视。但是对于同类现象的其他患者来说，病情有可能没有这么重，急性胰腺炎经过治疗后转为反复发作的慢性胰腺炎，血钙升高的水平也不这么明显，就容易被接诊医生忽视，最终成为拖延很多年的疑难病例。

最后，就算是存在甲状旁腺方面的疾病，在胰腺炎发作初期，甲状旁腺激素水平也可能并没有异常。在有些病例报道中出现过这样的情况，患者因胰腺炎住院，初期检查甲状旁腺激素水平结果是正常的，经过一段时间治疗后，复查才发现该激素水平明显升高。这就给确诊造成了困难。

总之，甲状旁腺功能亢进导致胰腺炎是很少见的，而郑女士的病情是这些罕见情况之中比较容易诊断的，可以说是不幸和幸运相伴而行。对于这样的病例，也许在你未来的职业生涯中很难再次遇到，但是在接诊每一个患者的过程中，我都希望你能记住这个病例带来的教训，永远不要满足于现有诊断。

学生　老师，我学到了，而且会永远记住。

重点整理

腹部的分区是为了能够清楚定位腹痛的可能原因。我们大致把腹部分成七个部位，每个部位的器官发生了疾病，就会在对应的部位引发疼痛。

胰腺炎的本质就是胰腺自己消化自己。在胰腺炎的治疗措施中，禁食水是非常关键的一步。其他治疗措施包括抑酸、持续胃肠减压、静脉营养支持、生长抑素的使用，以及预防性应用抗生素等。

 诊断点睛

疼痛是身体的一种自我保护机制，它往往意味着损伤和病变，也就是分布在身体各处的感受器告诉我们的中枢神经系统，我们的身体正在经受某些不利于健康的事情。

对很多疾病来说，病程是一个非常漫长的过程，而医生接诊的那一刻未必是疾病最早发作的时候，特别是一些慢性疾病可能造成多个器官损伤，容易让接诊医生混淆主次关系。

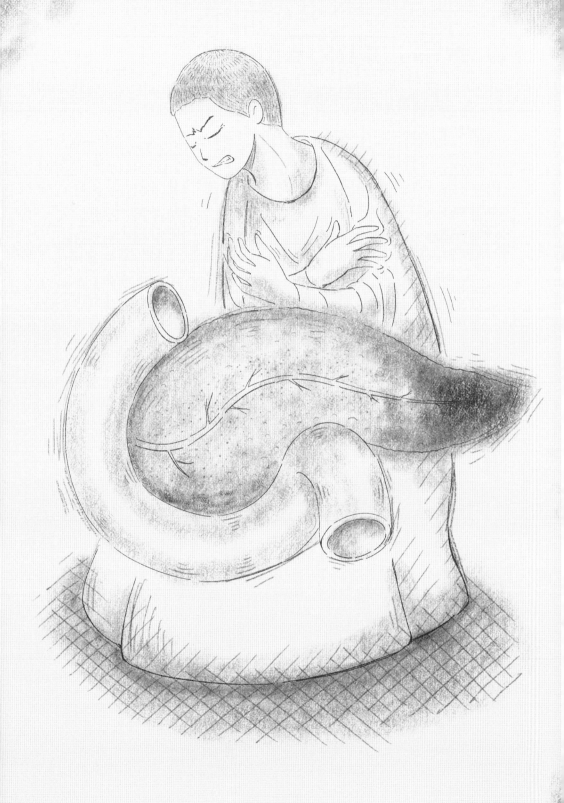

头痛、四肢乏力

在急诊科的一天，你和老师刚结束交班，就看见一位老年男性患者在子女的簇拥下来到了诊室。你经过简单的交谈得知，这位老先生姓周，既往有高血压病史，平时口服三种降压药治疗，但这段时间他没有监测血压。2个小时前，周先生在晨练时突然出现了剧烈头痛、四肢乏力，在一起晨练的朋友的帮助下，周先生很快被送回了家中，紧接着在子女的陪同下来到医院就诊。

老师 患者以"头痛"为主诉入院。首先要知道，并不是出现在头部的疼痛都是头痛。将眼眶和耳朵连成一条线，在这条线之下、脖子之上部位的疼痛属于面痛，在这条线之上部位的疼痛才属于头痛。好了，针对周先生的情况，你有什么初步想法？

学生 按照你的惯例，肯定是要先弄清楚头痛的初步知识，建立明确的诊断思路吧。

我试着说说看。头痛大致可以分成两类，即原发性头痛和继发性头痛。这也是鉴别过程中的重要环节，因为前者通常是良性疾病导致的，相对较轻，而后者通常是脑部结构损伤导致的，相对较重。因此对于头痛进行初步的分类在临床上是很有意义的事情。

原发性头痛的类型很多，可以分为偏头痛、紧张性头痛、丛集性头痛、三叉神经痛和其他原发性头痛。在出现头痛之前，患者如果已经出现了其他神经系统症状和体征，那么原发性头痛的可能性就会比较大。如果头痛和神经系统症状、体征同时出现，就存在继发性头痛的可能性。如果头痛存在的时间比较长，而且持续存在伴随的症状和体征，那么也应该考虑继发性头痛。

老师 很好。总结一下，头痛和其他症状、体征的伴随情况是非常重要的，对周先生进行病史采集和体格检查的时候，一定要注意这方面的情况。

学生 好的，我一定注意这一点。其实，原发性头痛和继发性头痛只是非常笼统的分类。关于头痛的具体鉴别诊断，其实也真的让我很头痛，似乎没有很好的思路。老师，对于头痛的诊断，你一般会如何开展呢？

老师 在诊断头痛的时候，可以从这样几方面考虑。

首先，性别和年龄。女性比男性更容易出现偏头痛。有些头痛和高血压、冠心病等基础疾病有关系，既然这些基础疾病和年龄有关，继发性头痛自然也会和年龄产生关联。

其次，头痛的部位。要知道头痛的发生是单侧还是双侧、是局部疼痛还是弥漫性疼痛、是表浅疼痛还是深部疼痛……这些情况对于判断病情是很有价值的。颅内病变引起的头痛通常为弥漫性，如颅内感染、颅内高压和脑出血。颅外病变引起的头痛部位相对比较局限而且表浅，通常在刺激点附近，或者相应的神经分布区域。

再次，头痛的性质。不同类型疾病引起的头痛性质不同，偏头痛会呈现出搏动性特点，而紧张性头痛会出现紧缩感或压迫感。

最后，头痛的程度。如果头痛严重，会对患者造成比较严重的困扰，但是症状的体现和病变程度并非呈正相关关系，有些头痛的程度很剧烈，但是未必存在器质性病变。需要注意的是，如果头痛影响了患者的睡眠，让患者睡不着觉或者睡觉时被痛醒了，那么就要怀疑器质性病变了。

此外，我们还需要关注头痛的发病过程以及伴随的症状和体征。

头痛的发病过程包括诱因、经过、发作和持续时间。这些因素有助于判断病情。如在出现咳嗽、摇头等动作时头痛加重，有可能是颅内感染或占位性病变引发的疼痛。初次发作而且剧烈的头痛，往往是器质性病变引起的。如果头痛呈周期性发作，偏头痛的可能性更大。此外，我们要高度重视持续加重的头痛，这可能是颅内占位性病变的表现。

伴随的症状和体征也很重要。头痛的原因很多，单凭性质得出明确诊断是很困难的事情，而伴随症状会提供更多的线索。因此在问诊中需要关注患者是否有发热、眩晕、恶心、呕吐、视力减退、意识障碍、肢体麻木等情况，我们要对此进行全面、完整地评估。

学生 明白了。结合你刚才讲的内容，以及目前我们了解到的病情，可以发现几个关键性要素：周先生是高龄患者；他在活动后发病；头痛是初次发作并且比较剧烈；周先生既往有高血压病史，近期没有监测血压。这几个信息虽然简单，但是为诊断提供了初步方向，可以让接下来的问诊范围更明确。现在我就去进行问诊和查体。

临床情境二

你对周先生进行了详细的病史采集和体格检查。

患者今天早晨 6 点多就去公园晨练，这是他多年来的习惯。正在锻炼的时候，患者突然出现了剧烈头痛，伴有头晕，休息了好一会儿也没有明显缓解。同时周先生左侧肢体乏力，当时就摔倒在了地上。

查体：T 36.5℃，P 75 次 /min，R 20 次 /min，BP 150/95mmHg。神志欠清，查体欠合作。浅表淋巴结未触及肿大，心肺腹查体无特殊。患者瞳孔等大等圆，直径 3mm，眼球活动无障碍，伸舌居中；颈稍强直，左上肢肌力 3 级，右上肢肌力 5 级，双下肢肌力 3 ~ 4 级，四肢腱反射（++），左侧偏身浅感觉减退，左上肢指鼻试验欠稳准，左侧巴宾斯基征阳性。

老师　你已经完成了对患者的问诊和查体，那么对于患者目前的病情，你有什么看法吗？

学生　我对患者的一般检查已经比较完善了，包括了一般情况、精神状态以及神经系统的大致查体。不过对于头痛来说，大部分情况和神经系统有关，原先我计划对神经系统开展更多的检查，我能想到的需要注意的方面包括患者是否存在意识障碍的情况、失认症和失用症的检查、言语障碍的相关检查以及记忆和智能障碍的相关检查。

老师　这些检查对诊断应该也有价值，但是要花费比较多的时间，如果患者是慢性病程，病情相对和缓的话，可以进行细致的检查，但是对于周先生这种发病很急的患者，我们还是要快速评估病情的严重程度，并尽快作出处理，然后再考虑更为全面、完善的检查项目。

正是由于这个原因，我在初步的查体中重点进行了病理反射和脑膜刺激征的检查，这些检查对神经系统的急症脑卒中的诊断很有价值。脑卒中是较为常见的一类血管疾病，需要引起高度重视，其实，从周先生的情况看，是需要高度警惕脑卒中的。

学生　老师，针对周先生的具体病情，你是从哪几个方面判断脑卒中的可能性比较大的呢？

老师　患者在活动时发病，出现一侧肢体麻木，神经系统查体发现可能的脑膜刺激征和病理征。脑卒中包括脑梗死和脑出血，现在你觉得哪一种的可能性更大呢？

学生　让我想想。脑梗死和脑出血的发病机制相反，脑梗死是缺血性疾病，而脑出血是出血性疾病，虽然都被归类于脑卒中，但是两者的治疗原则是完全相反的，所以明确患者所患的究竟是哪一种脑卒中是非常重要的，这直接决定了患者接下来治疗方案的制订。但是，现阶段我们掌握的资料比较有限，我觉得鉴别起来有困难。

老师　我们可以从病情的发展趋势来考虑，两者是有区别的。脑梗死在发病时最严重，随着治疗的进行会逐渐缓解。脑出血则更为凶险，随着病情的进展出血有可能持续，即使得到了治疗，也有可能出现病情加重的情况，甚至危及生命。

从周先生的病情上看，既往存在高血压，这是心脑血管疾病的重要危险因素，在运动过程中出现头痛症状，整体上判断更符合脑出血的可能。脑出血具有发作比较突然的特点，查体时脑膜刺激征多见，而且出现得比较早。

相比之下，脑梗死患者常有心房纤颤或其他部位的血栓病史，在发病前数日或数周常有一侧肢体乏力、麻木、头晕等前驱症状，而脑膜刺激征在脑梗死时相对少见。

在治疗过程中，脑出血可能出现的变数较多，只有提前对患者的预后进行评估，并且做到充分告知，才能让患者及其家属在治疗过程中和医护人员更好地配合。在治疗初期，我们需要为患者和家属详细交代病情，特别是"即使积极治疗，病情也可能加重"这一点需要交代清楚，否则患者和家属很容易对治疗效果不满意，影响医患关系。

学生　医患关系的确是当前行医过程中需要关注的重要话题。

老师　简单地说，医患关系可以大致分为三种。第一种是患者和家属完全听医生的，在很多医生看来这是最和谐的医患关系。其实并不是这样，这样会让患者和家属丧失了对于治疗方案的选择权，并不是好的医患关系。第二种是患者和家属与医护人员形成对立，情况就更差了，这也是我们要极力避免的。第三种才是我们追求的和谐的医患关系，也就是医护人员将病情进行详细告知，患者和家属在充分了解病情、治疗方案及相关风险的情况下，和医护人员共同决策，这才是最理想的医患关系。

学生　现在我们既然考虑脑出血的可能性大，那是不是要抓紧时间开始治疗呢？

老师　还差一个环节。刚才说到脑梗死和脑出血是截然相反的两种疾病，但它们又被归为同一个类别，这是有原因的。尽管它们的发病机制不同，但两种疾病都会导致脑组织损伤，引起功能障碍。简单地说，虽然引起疾病的根本原因不同，但导致脑组织损伤的结果却是一样的。

脑梗死和脑出血虽然可以通过病史进行初步判断，但是绝对不能把病史作为主要判断依据，这两种疾病在症状和体征方面有时非常相似，仅凭体格检查进行诊断是不行的。影像学检查对于脑卒中病情的判断至关重要，是不能省略的步骤。

学生　好的，我现在就为周先生开检查单，让家属陪他尽快进行头颅 CT 检查。

老师　你最好也陪着一起去。一方面，对于急危重症患者，医生陪同可以在必要时对患者进行及时抢救，以保障患者的生命安全；另一方面，是否要这样做取决你工作的医院的条件。

现在医疗条件越来越好，很多医院的网络已经很发达了，医生在办公室电脑上就可以及时看到影像资料。在这种情况下，你获得的结果是可信的。

如果医院网络建设还不够完善，患者急查的 CT 可以通过电话报告临时结果，而正式报告要经过上级医生审核后才能出具，这种情况就一定要警惕。我们必须要到影像科亲眼看到影像，才能决定患者的治疗方案。绝对不要在仅有电话报告的情况下进行治疗。

学生　好的，我这就陪着周先生去查 CT。

你陪着周先生急查了头颅CT，结果提示右侧基底节区见片状低密度影，大小约为 2.0cm×1.0cm，CT值为 22～35Hu，边界尚清，脑裂稍增宽，脑沟局部加深，脑室尚可，中线结构无移位。

学生 老师，现在诊断明确了，果然是脑出血。那么，如何判断脑出血的严重程度呢？

老师 判断脑出血的严重程度，需要从两方面着手，第一是出血部位，第二是出血量。

出血部位这一点很容易理解，我们可以把颅脑简单地分为大脑、小脑和脑干三部分。它们各自负责的功能不同，在出血时引起的后果自然也不同。脑干包括延髓、中脑和脑桥，它们是负责基础生命活动的部位，我们的呼吸和心跳离不开脑干，同时脑干周围没有侧脑室这样大的腔隙，出血时没有足够的空间缓冲，更容易压迫脑干，所以脑干出血极其凶险，5mL以上的出血就有可能危及生命。

同样道理，小脑、脑叶和脑室出血都会对相应部位执行的功能产生影响，引发不同的症状和体征。周先生发生的基底节区出血在脑出血中最常见，占脑出血的一半以上，相比脑干出血危险程度轻。

但是所谓的"轻"也仅是相对而言，任何一个部位的脑出血都有可能导致严重后果，这就需要说到判断脑出血严重程度的第二个因素，即出血量。想要理解这个问题，我们需要回到"形态和功能"这个大话题上。

纵观我们全身，四肢负责运动，而且没有特别重要的器官需要保护，所以是坚硬的骨骼在里面，起到支撑作用，柔软的肌肉附着在骨骼之上。大部分腹腔脏器没有骨性结构保护，由脊柱负责支撑，其余则是由软组织构成。胸部则大不相同，胸廓围成了笼子似的结构，这样的构架足够坚固，同时还具有足够的活动度，而这正是心脏和肺需要的。

被保护得最好的莫过于头部了，大脑在一个封闭的骨性结构中，这从某种程度上说明了脑组织的重要性。但这样的结构也有不好的地方，颅骨为了给脑组织最高级别的保护，构建了以"坚固"和"封闭"为特点的结构，造成了颅腔的容积很难发生改变。如果在脑水肿的状态下，这个坚固的保护罩就会瞬间变成让脑组织无处可逃的"牢笼"。在这种情况下，会发生一种危险的状况，那就是脑疝。

刚才说过，脑干出血即使量很少，也会造成严重后果，而脑室则不同，毕竟有较大的空间，但脑室再大也没办法和胸腔、腹腔相比，几十毫升的出血量就有可能引起脑疝。这就是出血量能够作为评估脑出血严重程度重要指标的原因。

学生 在实习的过程中，我在内科和外科轮转得比较多，而对于神经内科相对陌生，周先生被诊断为脑出血后，我们应该采用怎样的后续治疗呢？

老师 对于任何一种疾病，治疗都要全面考虑，但是每种疾病的治疗方案中总会有几点核心内容。对于脑出血来说，或者说对于所有发生在颅内的疾病来说，调节颅内压都是至关重要的，原因你已经知道了。对于出血性疾病来说，止血治疗是必不可少的。另外，患者的基础疾病自然也不能忽略，以周先生为例，他有高血压病史，本次脑出血的发生和血压、运动有密不可分的关系，所以控制血压非常重要。

此外，一般治疗以及预防并发症的相关治疗也要一一关注。在周先生接下来的治疗过程中，你不妨对照书本，多看、多学。

学生 好的，我一定认真关注周先生的病情和后续治疗。

将眼眶和耳朵连成一条线，在这条线之下、脖子之上部位的疼痛属于面痛，在这条线之上部位的疼痛才属于头痛。

头痛大致可以分成两类，即原发性头痛和继发性头痛。前者通常是良性疾病导致的，相对较轻，而后者通常是脑部结构损伤导致的，相对较重。

诊断头痛的时候，可以从以下几方面考虑：性别和年龄、头痛的部位、头痛的性质、头痛的程度、头痛的发病过程以及伴随的症状和体征。

判断脑出血的严重程度，需要从两方面着手，第一是出血部位，第二是出血量。

 诊断点睛

脑梗死和脑出血的发病机制相反，脑梗死是缺血性疾病，而脑出血是出血性疾病，虽然都被归类于脑卒中，但是两者的治疗原则是完全相反的，仔细鉴别非常重要。

治疗过程中，脑出血可能出现的变数较多，只有提前对患者的预后进行评估，并且做到充分告知，才能让患者和家属在治疗过程中与医护人员更好地配合。

理想的医患关系是医护人员详细告知病情，患者和家属在充分了解病情、治疗方案及相关风险的情况下和医护人员共同决策。

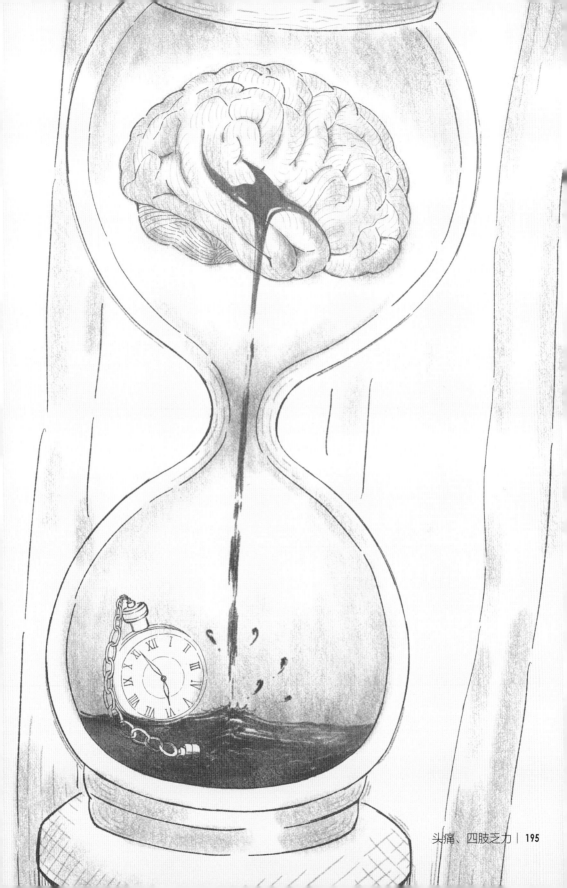

认识人体的历史

在医学发展的过程中，认识人体的结构是非常关键的内容，毕竟首先要了解结构，然后才能了解功能，在掌握正常人体结构和功能的基础上，才能进一步了解病理状态下的人体状态，进而有针对性地发现相应的治疗方法。因此可以说，解剖学、组织学和细胞学这类形态学知识是医学的基础，而这些基础知识的发现，花费了医学界几千年的时间。

认识人体构造的第一个阶段处在神灵医学模式下。

在人类文明的早期，人们普遍相信这个世界上有神灵存在，这一点在各个文明之中存在共性，世界各地的神话中都存在神灵造人的传说，而且往往认为神灵是按照自己的样子塑造了人类。

在中国神话中，有女娲造人的传说；在希腊神话中，丢卡利翁和皮拉夫妇把土块和石头丢到了自己身后，它们纷纷化作了人类；在埃及神话中，神灵流下的眼泪化作了人类。类似的传说还有很多，林林总总各不相同，但是其中蕴含的意味却十分相似——神灵创造人类，人类和神灵很像。

值得一提的是，每个时代的基本观念都会影响这个时代的每个细节，既然在认识人体的时候和神灵有关系，那么在治疗疾病的过程中自然也需要神灵的力量。因此在神灵医学模式下，治疗方法包括各种奇怪而有趣的祈祷仪式，直到今天我们还可以在生活中看到这种观念的残留。

谈到认识人体构造的第二个阶段，就要说到古希腊文明。

我们大家都非常熟悉，古希腊文明之中最可贵的一点在于人们开始用理性的眼光去看待世界，从而摆脱了神灵的影响。什么叫作"用理性的眼光看待世界"呢？举个例子，古希腊有位著名的哲学家叫作毕达哥拉斯，他坚信这个世界的秘密都可以被数学解释，他发现了勾股定理，在西方勾股定理也被称为毕达哥拉斯定理。

毕达哥拉斯认为，整个世界最神圣的数字就是"4"。因为十进制里"10"是圆满的数字，而 1+2+3+4 等于 10，所以"4"这个数字也就包含了宇宙的终极秘密。崇尚数字"4"是毕达哥拉斯学派的重要观念，在认识世界的时候，该学派的学者也都秉承了这个观念。在毕达哥拉斯之后，该学派出现了一位叫作恩培多克勒的哲学家，他提出整个世界是由四种元素构成的，分别是气、火、水、土。虽然我们看到的万物各不相同，但是在本质上它们都是由这四种元素以不同比例构成的。

可以很清楚地看到，在这样的世界观之下，并不需要神灵的力量就可以解释世间万物，尽管以今天的视角看，这样的世界观不够正确，但仅凭摆脱神灵影响这一条，在当时就已经是划时代的变革了。

那么，这种理性的世界观对于医学有什么影响呢？刚才我们说到恩培多克勒，正是他的思想影响了希波克拉底。希波克拉底我们都不陌生，他被称为西方的医圣，说到他的贡献我们需要理解古希腊的另一个理念，即人和整个宇宙存在对应关系，宇宙是和谐统一的，所以人体也是和谐统一的。

在这样的理念之下，希腊哲学家将对于宇宙的认识套用在人体上。因此希波克拉底提出了著名的"四体液理论"，他认为在人体之中存在四种体液，分别是血液、黏液、黄胆汁和黑胆汁。当这四种体液处在均衡状态时，人体就是健康的；当体液失衡的时候，人自然就会罹患疾病。

说到这里，我们已经形成了这样一个印象，古希腊时代对于人体的认识是一种整体观，人体和整个世界一样，是和谐统一的。我们也可以说，在这个历史时期里医学界把人体看成是一个整体。

很容易想到，如果想要深入认识人体，不再把人体看成是一个"黑盒子"，就一定需要解剖学的发展。那么，在古希腊时代解剖学有进展吗？

首先我们需要明白西方历史的基本划分。古希腊文明的黄金时代结束之后，马其顿的亚历山大大帝建立了地跨欧亚非的大帝国，但是亚历山大英年早逝，所以他的帝国也转瞬即逝。帝国虽然灭亡了，影响力却没有消失，而且持续了几百年的时间，这就是所谓的"希腊化时期"，也就是希腊文化对整个西方产生巨大影响的时代。古罗马深受这种影响，几乎完整地接纳了希腊文化。所以古希腊和古罗马被统称为"古典时代"。需要特别注意的是，古希腊和古罗马在时间上并非先后存在，它们早期文明的建立时间相差并不多，只不过是最繁荣的时间有先后。

在整个古典时代，在比较短的时间里，人体解剖学取得了很大的进展。亚历山大在尼罗河的入海口建立了以他的名字命名的城市亚历山大利亚，在这座城市里，出现了希罗菲利斯和埃拉西斯特拉图斯这两位重要的解剖学家。但这种情况只是昙花一现，从整体看，古典时代对于人体的认识还是以整体观为主，尽管有很多解剖学知识，但往往是通过进行动物解剖获得的，这些知识被直接套用在人体上，所以错误很多。

在公元 476 年，西罗马帝国灭亡，欧洲进入了漫长的中世纪。中世纪的欧洲发生着缓慢而持久的变化，但在医学观念方面却止步不前，甚至出现了倒退。当时宗教主宰了中世纪欧洲人的精神世界，大家对于人体构造的认识从整体观念上再次退回到了神灵时代。

好在中世纪之后终于来到了文艺复兴时代，认识人体构造的历史也终于进入了第三个阶段，生物学阶段。

这是一段漫长的历史，对于人体的认识也经历了系统、器官、组织和细胞四个层次。从形态学的角度看，确实是逐渐深入的，但在实际的历史进程中，其实存在着复杂的交错，我们只要大致了解这个过程就可以了。

在认识人体方面，达到"系统"这个层次，我们就不得不提解剖学、现代医学和现代医学教育学的创始人安德烈·维萨里。他的名字相信各位并不会陌生，毕竟在解剖课上老师多少都会提到他。在 1543 年，维萨里出版了《人体的构造》一书，这是医学史上第一部系统完备的解剖学教材，书中内容的划分就是按照人体系统进行的，如运动系统、循环系统。

需要注意的是，其实从古典时代到中世纪，解剖学教材中已经有了系统划分的大致概念，但是那时缺少人体解剖的实际操作，所以书里的错误很多。维萨里亲自进行了大量的人体解剖操作，然后根据自己亲眼看到的情况绘制图谱、编写教材，所以维萨里对于医学的最大贡献在于其极大地提高了解剖学知识的真实性和准确性。同时，这些进步纠正了之前的诸多错误，带来了对于人体各系统的深刻认识。

想要认识系统的功能，当然要以器官的功能为基础。事实上，维萨里也对器官的形态进行了详尽的描述，但是把器官和病灶联系在一起的却另有其人，这个人是意大利医学家莫甘尼，正是他开创了病理学。

我帮大家疏理一下人物关系。维萨里的学生是法罗比奥，他发现并命名了输卵管。法罗比奥的学生是法布里修斯，他发现并命名了静脉瓣。法布里修斯的学生是威廉·哈维，这个不用说你也肯定知道，他提出了血液循环理论。

但是，哈维的血液循环理论有重大缺陷，这个理论无法清楚解释在肢体末梢动脉和静脉是如何连接在一起的，完成这项工作的是意大利医学家马尔皮基，马尔皮基的学生是瓦尔萨尔瓦，而瓦尔萨尔瓦的学生就是莫甘尼。

以上这些人虽然不全是意大利人，但全都在意大利学习医学，他们都曾经在帕多瓦大学和博洛尼亚大学求学。

莫甘尼从博洛尼亚大学毕业后，来到了帕多瓦大学担任解剖学教授，并且在帕多瓦小城住了 60 年，可以说他把自己的一生全都奉献给了医学事业。在帕多瓦大学教学期间，莫甘尼发现某种特定的疾病可以和某个特定的器官相对应，如大量饮酒、出现黄疸症状并死亡的患者，在尸体解剖时通常会发现肝脏病变，于是这种疾病就和肝脏建立了联系。

简单来说，莫甘尼将疾病定位到了器官，这时我们才可以说，医生对于人体的认识真正达到了器官层次。

接下来就进一步深入到组织层次了，完成这项工作的是法国人比沙。说起比沙，有两个故事可以帮助我们记住这个人。首先，法国人在建埃菲尔铁塔的时候，在塔上刻了 72 个对法国有突出贡献的人的名字，比沙名列其中。其次，在比沙求学时期，法国经历了大革命，整个医学教育发生了天翻地覆的变化，国家接管了所有的大学，并且对那些出身贫寒家庭的学生进行资助，比沙正是借这个机会进入了医学的殿堂。

我们已经知道，在莫甘尼看来，如果人得了某种疾病，那么就是某个器官出现了问题。但是比沙发现，有些患者虽然是不同的器官出现了病变，但是却表现出了相同的症状。那么是否有这样一种可能，其实在不同的器官之间存在着某种相同的东西？

是的，确实有。比沙认为是一种叫作"膜"的东西构成了器官，尽管名称和今天不同，但是"组织"这个概念已经被比沙正式提了出来。当然，比沙的认识并不能和今天相比，他认为人体之中有 21 种组织，而不是我们今天所认为的 4 种。但不管怎么说，比沙已经让医学对于人体的认识进入了"组织"这一层次。

听到这里，想必你已经想到，接下来一定应该是细胞层次了。事实上，早在发现组织之前，科学家已经隐约发现了细胞存在的迹象。要知道，将发现组织的比沙没有使用显微镜，但是马尔皮基在发现毛细血管的时候就已经使用显微镜了，他距离发现细胞只有一步之遥。

不过直到 19 世纪，才由罗伯特·胡克命名了细胞，尽管他实际上看见的并不是细胞，而是死掉的植物细胞的细胞壁，但是"细胞"这个概念却从他开始并被保留到了今天。对于罗伯特·胡克你也不应该陌生，因为你在高中物理课上学过一个和弹簧有关的定律，叫作胡克定律，它正是由罗伯特·胡克提出的。

在此之后，施莱登和施旺提出了细胞学说，让大家知道不管是动物还是植物，都是由细胞构成的，细胞是构成生命的基本单位。这是一个极其重要的学说，因为它不仅阐明了生命的基本单位，而且打破了动物和植物的界限，尽管看起来天差地别，但是它们作为生物是有共性的。

当然，施莱登和施旺的细胞学说也存在重大缺陷，那就是没有解释清楚新细胞从何而来。直到细胞病理学的创始人微尔啸华丽登场，他总结其他科学家的研究成果，并且将"所有的细胞都来自细胞"这句话发扬光大，最终阐明了所有细胞都来自原有细胞的分裂。

至此，细胞学说才宣告完善，而我们对于人体的认识也达到了细胞层次。在此基础上，细胞学家逐渐了解了各种细胞的不同功能，形成了我们今天看到的细胞学。

从文艺复兴开始到 20 世纪，医学和生物学领域花费了几百年的时间，终于将对于人体的认识从整体深入到了细胞，这个阶段可以被称为生物学阶段，这是由于在几百年的时间里，对于人体的认识与生物学密切相关，而且两者相辅相成。但是在接下来的阶段，医学家和生物学家的知识已经不足以探究人体的奥秘，必须有其他领域专家的参与，对于人体的认识才能继续深入。

很容易想到，当我们研究人体内的分子和原子时，如果没有物理学家和化学家的参与，必定是寸步难行的。因此从 20 世纪初至今的一百多年可以称为多学科合作阶段，这是我们认识人体层次的第四个阶段。

正是基于对分子结构、分子中化学键的认识，我们才能够了解到分子的生物学功能，其中最典型的例子是对于 DNA、RNA 以及血红蛋白分子结构和功能的了解。我们所熟悉的沃森和克里克发现 DNA 双螺旋结构的故事，正是物理学和化学知识在医学领域应用的最典型案例。在这个过程中，威尔金斯和富兰克林通过物理学 X 射线衍射方法提供了重要的线索，这才有了之后沃森和克里克作出的贡献。

在解释 DNA 双螺旋结构的过程中已经用到了化学键的知识，也就是说在这个过程中，分子的结构已经不再是秘密。也可以说在这个时代，我们已经意识到原子和离子成分对于人体的重要意义。通过血液检查去了解钾离子、钠离子等一系列离子的水平，对于诊断学来说意义重大。

从两千多年前，医生将人体看作一个整体，逐渐经过系统、器官、组织、细胞、分子、原子多个层次，时至今日，我们从多个层次同时认识人体。这种多层次的认识意义何在？正是由于诊断是通过表象去窥测疾病的发生发展过程，因此只有从不同层次、结构了解人体的运行机制，才能发现疾病发生发展过程的本质。从古至今，我们对于人体的认识不断改变，但是千百年来，我们的好奇心一如既往，从未改变。

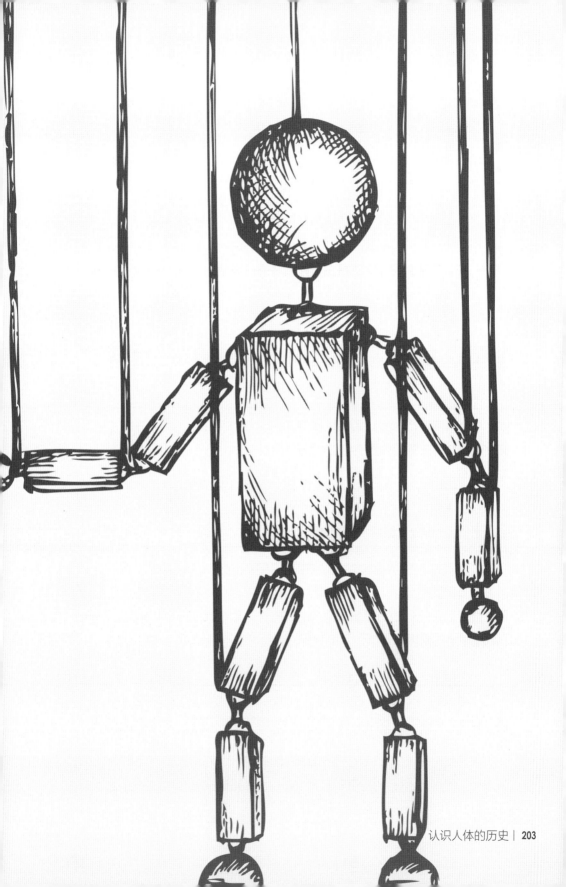

后 记

不忘初心

流光容易把人抛，红了樱桃，绿了芭蕉。

此刻，刚刚读完这本书的你或许刚刚大学毕业，或许正在参加规培，毕竟这本书的内容正适合刚刚踏入医学界的年轻人。希望书中的文字能够让你在医学生涯的启航阶段有所收获。

未来的你和今天的你一定十分不同，你会更加成熟稳重，更加自信，对从事的专业也更加自豪。就在将来某个不经意的瞬间，你会褪去稚嫩，成为某个领域经验丰富的医学专家。

这个瞬间，也许是你发现夜班带来的只有疲劳而非忐忑时，也许是你不再需要求助于上级医师就能独立解决疑难病情时，也许是你第一次成功地在冠状动脉中置入支架时，也许是你在某次急诊手术后在更衣室中坐下来休息时。

知识和经验总是需要日积月累，日常的成长往往难以察觉。可是，一旦你意识到这个瞬间出现的时候，你便已经是医学界不可或缺的中坚力量了。

在无数即将发生的变化中，我希望你的内心深处永远有一团燃烧的火种，那是初入医学院校时许下的誓言，也是你投身医学时那份最纯真、最朴素的感情。当你在功成名就、回望往事的时候，如果依然能够在无尽的时空变化中找到那份从来没有改变的初心，你很可能会回到一个很朴素的问题：我为什么要成为一名医生？

在我看来，成为医生这件事饱含着我们对于全人类的美好情感。毕竟医学是最专注于人的一门学科，围绕着医学而进行的无数教学、科研以及临床活动，都是在试图减少人的痛苦、延长人的生命，给予每一位患者应有的尊重。

我和陈罡老师希望你能够了解这一点，医学最大的价值就在于对人的尊重。我们所能做的便是在这本书中尽可能多地描述患者的言语、表情、行为，以及他们生活中的细节。因为我们想让你知道，白纸黑字记录下来的病历，绝不仅是对于病情的记录和分析，每一份病历的背后都是一个活生生的人，他们行走在这个世界上，带着各自的喜悦和悲伤，健康和病痛。

在对患者进行诊断和治疗的过程中，医生提供的不仅是医疗服务，更是在整个治疗过程中和患者的情感进行连接，这个连接会缓解患者身体的痛苦，减轻患者感情上的不适。只有当你具备理解患者痛苦的能力，才能本着维护他人尊严的精神，去帮助那些和你我一样在生命中感受着悲喜的人。幸运的是，尽管不是所有的疾病都会被治愈，但我们和患者共同的经历都将化作内心的慰藉。

尊重人的价值，尊重生命的尊严，在我看来，这就是每个医生都不应该忘却的初心。

关于这个问题，顾方舟教授的事迹让我十分感动。在20世纪50年代，面对脊髓灰质炎肆虐的情况，顾方舟临危受命，他放下了正在从事的乙型脑炎的相关研究，转而专注根治脊髓灰质炎的方法。在参考了其他国家的先进经验之后，他在1960年制备了500万份脊髓灰质炎疫苗，而这样辉煌的成就依然不是他事业的终点。为了可以更好地推广脊髓灰质炎疫苗，顾方舟又在 1962 年成功地将疫苗制备成了糖丸的形式。

对于顾方舟教授来说，改变疫苗的剂型是他最为人所知的贡献。这似乎是一个单纯的科学问题，但如果深入思考一下，便会发现事情并非那么简单。最容易遭受脊髓灰质炎侵袭的人群是儿童，而脊髓灰质炎又是一种能够严重影响健康的疾病。可以说，只要能够获得安全有效的疫苗，无论它们是以何种方式呈现的，家长们也一定能够接受。

在这种情况下，顾方舟教授显然没有沉醉在自己已经取得的成就中，而是设身处地地体会了孩子们的感受。面对注射接种，孩子们当然会感到恐惧，因此不那么容易接受疫苗。也许在其他人看来，这并不是一个值得关注的问题。但是顾方舟教授想到的却是如果能够让孩子们更乐意接种疫苗，那将是极有价值的事情。

不得不说，顾方舟教授之所以会把这个问题重视起来，正是因为他感受到孩子们的感受，哪怕他们还是不能充分表达自我的弱小的未成年人，他们的感受同样重要，他们的权利同样值得被尊重。

当然，医学也是一门严谨的科学。医生在任何时刻都不应该放弃对于科学理念的坚守。

历史上很长一段时间里，科学家和哲学家都曾经对决定论深信不疑，直到今天仍然有很多人秉承着这样的观念。但是，至少在我们生活的时代，概率论和统计学才是几乎所有学科的基础。

概率论告诉我们，世界充满了随机性，而统计学的重要价值之一就是在这个充满了随机性的世界里，帮助我们寻找两种事物之间的相关性。这一点对于医学来说极为重要，医生所能给予的治疗是否有效不应该是模糊的问题，而应该是在统计学工具的帮助下得到明确的解答。

我们给患者提供的药物、手术，以及其他治疗方式，都应该在统计学工具检验的基础上进行——这便是我们这个时代中正确的医学态度。

我时常和朋友开一个玩笑：如果你得了普通感冒，可以在门后贴一张我的照片，每天出门的时候对着照片鞠三个躬，差不多一周之后感冒就能够痊愈。真有朋友如此尝试过，在对着我的照片鞠躬一周以后，他的普通感冒确实缓解了。但事实上，普通感冒是一种自限性疾病，差不多一周就能痊愈，和对着我的照片鞠躬完全没有半分关系。

在这个故事里，你绝对能一眼发现对着照片鞠躬是何等可笑的治疗普通感冒的方式。但是，在现实的治疗过程中，是否存在类似的治疗方式呢？普通人看到相关性，具有科学精神的医生应当发掘因果律，而这就是需要你在临床工作中解决的问题了。

在给患者提供治疗的时候，选择经过科学方法检验的治疗方式，这是对于科学最大的尊重。当我们怀着美好的期望做这些事情的时候，就是对人最大的尊重。

正如"一千个读者眼中就会有一千个哈姆雷特"，每个人都有看待医学的不同角度和视野。你在刚刚踏入医学界的时候，在经历从书本到临床的过程中，又对医学有怎么样的印象呢？你是否也应该先找到自己的初心呢？我想应该是吧。毕竟，努力的方向很重要，只有能看到终点的人，才能找对自己起步的方向。

孙轶飞　陈　罡

2022年5月

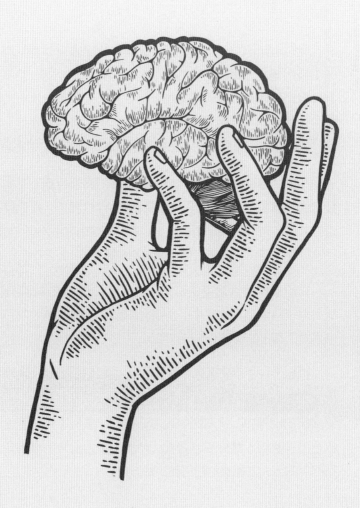

从书本
到临床：
诊断思维提升

FROM
BOOK
TO
BEDSIDE